生命倫理学

ジャック・J・ローゼンベルグ

小幡谷友二 訳

駿河台出版社

Cet ouvrage, publié dans le cadre du programme de participation à la publication bénéficie du soutien du Ministère des Affaires Etrangères, de l'Ambassade de France au Japon et de l'Institut franco-japonais de Tokyo.
（この本は、フランス外務省、フランス大使館、東京日仏学院の援助によって助成金を受けて刊行されたものである）

目次

序文 フランシスコ・ヴァレラ …… 9

まえがき …… 17

魂と肉体の二元論 …… 19

個体性の生物‐心理学的規定 …… 20

精神語用論的アプローチとメタ精神語用論的アプローチ …… 26

生物心理学的連続体 …… 27

魂、肉体、倫理学 …… 30

第一章　生命の倫理学、魂の倫理学、生命倫理学の問題 …… 41

生命倫理学の基礎を築く …… 43

多元的な生命とその生物心理学的規定 …… 48

《生体外の》生命と《生体内の》生命 …… 53

プロメテウスと生命‐語用論的問題 …… 57

第二章　発生の弁証法 …… 69

《有機体の物理学》と生理学 …… 71

胚形成の問題……74
胚形成の弁証法……77

第三章　発生と認知……89
胚形成と認知力の基盤……91
胚形成過程の現実化としての認知現象……94
形態形成の潜在力という概念の認知的意味……98
行動の問題と神経発生学の立場からの再検討……101

第四章　アルツハイマー病と人間精神……111
アルツハイマー病と分子生物学……113
アルツハイマー病の認知的意味……115
脳と精神消滅……118
神経哲学的《精神》……121
神経科学に対する行動の概念……123

第五章　精神病理学と無意味の問題 …… 137
精神病理学における意味 …… 138
意味と無意味 …… 142
行動と意図 …… 145
精神病理学の認識論 …… 149
精神病理学の特性 …… 153
精神病理学と科学性の問題 …… 155

第六章　生命と精神の境界面 …… 167
メタ精神病理学と語用論 …… 168
行動と言語化 …… 171
無意識の文法 …… 173

第七章　生命（生物）語用論とエイズの弁証法 …… 183
分子生物学とそのドグマ …… 184
分子生物学と言語 …… 188

生命（生物）語用論……192
エイズの語用論……196
逆説的症候群……200
エイズの弁証法……202
HIVの論理的規定……209

第八章　精神病理学から生命倫理学へ……227
精神‐病気‐論理（psycho-patho-logique）の弁証法……228
プロメテウス的自己参照と生命倫理学の問題……232
生命の価値……236
死、そして生命の倫理学……241

結び……257
文献表……263
訳者あとがき……295
人名索引／事項索引……304

凡例

1．原文での〃　〃は訳文では原則として《　》で示した。
2．原文中、イタリック体で表されている箇所は、書名の場合を除いて原則的にゴチック体で示した。書名には『　』を用いた。
3．原文で〃　〃などで強調されていなくても、訳者が一定の語や語句のまとまりを強調するときに「　」を用いた。
4．〔　〕内の語、語句は、訳者が補足したものであることを示す。
5．原文中のフランス語以外の言語については、原則として当該言語を（　）内に記した。
6．筆者の引用する文献の訳出にあたっては邦訳を示し、翻訳者や該当ページ数を表記したものがある。その引用箇所の訳文は邦訳からの引用ではなく、訳者によるものであるが、参考にさせていただいたので邦訳の翻訳者に謝意を表したい。

序文　フランシスコ・ヴァレラ(1)

ジャック・J・ローゼンベルグのこの新著は、多大の労力をそそいだ注目に値する研究の一部であり、さまざまな側面から把握される生命現象についての理解と考察の基礎づくりを目指している。この研究のキーワードは《総体（intégralité）》である。今日では《精神》と《身体》の間の問題を健康や病理学または生命倫理学の領域に閉じ込めてしまうことは決して珍しくなく、この関係は説明を請われた専門家によって恣意的・断片的に取り上げられる場合が多い。特にクローン化もしくは中絶の諸問題に関する議論においては、精神物理学的存在という総体的なヴィジョンとは無関係に、遺伝学者や生殖問題の専門家にただひたすら意見を述べさせるという傾向がある。しかし、ひとたび分析が分断される場合に直面すると、あらかじめ生体についての理論を練り上げることなしに精神についての理論を生み出すことが科学論的に不可能であることに人々はきづく。このことはすでにハンス・ヨナスが指摘していたことでもある。[2] 実は、この二つの理論の統合が生命倫理学の論議に入るための前提条件なのであり、このアプローチにまず必要なのは、明快な仕方で、細胞状態から精神生活に至るまでの個別の性質に関する諸問題を解決することである。

著者の言葉を借りるなら、《生物心理学（bio-psychologie）》を構築する必要性がここに生まれる。個体化〔個性化・個別分化〕の身体的・精神的諸形態を考察することは、生物心理学的科学にとっても生命倫理学にとっても必要な条件なのである。この意味で、ジャック・J・ローゼンベルグの主張には思想としての力強さがある。もし現代の生命倫理学がぶつかっている難問が解決できるとするなら、それは《広大な統一的概念》の枠内、つまり彼が《生命‐精神‐倫理学（bio-psycho-éthique）》的と呼ぶ空間においてでしかありえない。もちろん、真の理論的内容を決して伝えることのできない二元論への助けを求めたりせずにであるが。たしかに、一般の人々と同じように科学者たちも概してこのような統一的概念を受け入れることを好まないが、それには主に二つの理由がある。その一つは方法論の観点からのものである。特定の領域を専門とする研究者にとって、統合的な考え方はどうしても彼自身がうまく見通すことのできない統一的な理論的問題にまで考察の幅を広げることを強要する。概して、大衆や政治家と同じように研究者もイデオロギー的次元の問題に対しては出来合いの簡潔な回答を好む。そのような回答が《統一的》で精密な分析から導き出されることはほとんどない。二つ目の理由として挙げられるのは、このような総合的な分析が専門家を理想的・無菌状態の実験室から外に出ることを強いることである。こうした専門家にとって生体外での（*in vitro*）研究は勝手の知れた安全な領域である。

したがって、生体をその生体内の（*in vivo*）文脈へと位置づけることが適切であるとしても、彼はそのことが純粋な研究の妨げになると考えてしまう。結局、本書の著者が指摘するように、《生命はそれに固有の特性によって、生物学者が及ぼす力の対象でありながらも、生物学的な理解を超えている》のである。このようなパラドックスは科学的権力のパラドックスそのものであり、おそらく権力一般のパラドックスをも表しているといえる。そしてそれが、ベールで覆われたままであるという理由によって近代全体に取り憑いているのだ。

このパラドックスは生物学の歴史を通じてさまざまな形をとりながら姿を現してきた。その最も強い現れの一つは、二つの世界観すなわち、ものを全体的に捉えようとする考え方と部分的に捉えようとする考え方との衝突であり、それはヴィルヘルム二世からヒトラーまでのドイツにおいて繰り広げられていたようだ。この時期は《全体論（holistique）》科学が、困難な状況ではあったが誕生した時期であり、全体論はまさに、ほとんど神秘的な横滑りを通して生体を全体性の列へ引き上げようと試みていた。この取り組みが、ヤコブ・フォン・ユクスキュル(3)、マックス・ヴェルトハイマー(4)、ハンス・ドリーシュのそれぞれの研究、また《ゲシュタルト心理学》の歴史を導いてきたのである(5)。実際、この展望はアリストテレスにおいてすでに存在した一つの考え方に再び現代的意味を与えていた。アリストテレスは生体の志向的生命を生体の全体性の中でゾエ（zoé）として明示していたが、このゾエは部分的にではあるが客観的に把握されるその基盤、ビオス（bios）に還元されることはない。ジャック・J・ローゼンベルグはまさに、部分的なものと全体的なものの対立に直面している生命倫理学にとっての（心と体の区別をも確立する）アリストテレス的区別の重要性を示しているのだ。

第二次世界大戦後、生物学は多様な専門分野へと分岐していき、それと同時に分子・細胞生物学、諸々の神経科学、コンピューターを利用した精神へのアプローチなどに注目が集まるようになってきた。その反面、いくつかの稀な例外を別にすれば、生物‐心理学的個体性の多彩なレベルに対する関心は忘れられることとなった。たとえば、大学レベルの生命科学の入門書をどれでもいいから手にとってみると、その巻末の索引には《有機生体（organisme）》とか《個体性（個性）（individualité）》といったキーワードはもはや直接的には記載されていない。しかしまだいくつもの疑問が残っているのだ。有機体とは何なのか？　生物学的個体性とはどういうものなのか？　個別化された諸システムにとって意味という概念はどこから派生してくるのか？　われわれが若い学生たちの心の中にかき立てなければならないのはこのような問いかけである。しかし今日では、これまでずっと主導権を握ってきた生命や精神に関してのいくつかの部分的な見方は凋落の徴しを見せている。特に、進化主義発生学(6)のような専門分野や《身体化された》認知過程という観点から脳を研究することへの関心が高まっていることなどは、このような総合的な方向付けの具体的な徴候であろう。

ジャック・J・ローゼンベルグのこの著書が、生命倫理学という今日的な議論に新しい思想的方向性を示すことはまちがいない。もちろん、彼のすべての主張に完全に賛同する必要はない。しかし、本書の中に非常に重要な諸問題がはっきり提起されていること、また、彼が膨大な量の知識をもとに論証していることは認めなければならない。自分たちが抱く疑問への解答を探し求めている多くの読者の本棚の中で、本書が特別な位置を占めることを私は確信している。

一九九八年三月

フランシスコ・ヴァレラ

注

（1）※訳注　ヴァレラ（Francisco J. Varela）。一九四六年チリ生まれ。ハーバード大学（生物学）卒、博士号取得。Ph.D.フランス高等理工科大学認知科学・科学論教授。CNRS（Centre National de la Recherche Scientifique 国立科学研究センター）パリ大学Ⅵ神経科学研究所員。Interamerican Science Prize in Biological Sciences 賞（1986）。

（2）ハンス・ヨナス（Hans Jonas）、*The Phenomenon of Life*, Chicago University Press,1986.〔『生命の現象―哲学的生物学に向かって―』、初出は一九六三年、New York, Harper and Row〕

（3）※訳注　ユクスキュル（Jakob von Uexkull）、エストニア生まれのドイツ人生物学者。《環世界Umwelt》という用語が有名。

（4）※訳注　ヴェルトハイマー（Max Wertheimer）、一九一〇年代にケーラー（Wolfgang Köhler）、コフカ（Kurt Koffka）らとともにゲシュタルトの概念を提唱。この概念は二〇～三〇年代にドイツで発展を遂げる。その後上記の三人はいずれもナチを逃れてアメリカに渡るが、行動主義心理学が支配的であった当時のアメリカの大学に要職を見つけることはできなかった。

（5）A. Harrington, *Re-enchanted Science*, Princeton University, Press,1977.

（6）M. Raff, *The shape of life.* Oxford University Press.1996.〔『生命の形』〕

まえがき

本書の目的は二つある。一つには、身体と精神の個別化の形式を秩序づけて統合した上で、両者が機能不全を起こしてしまうメカニズムを概念化すること。もう一つは、生命倫理を考える上でのこうした研究の重要性に正確な評価を与えることである。そこで哲学と科学論の見地から、生命科学だけではなく精神形成を総合的に捉えるような考え方にも適用できるいくつかの理論モデルを提案し、そこから倫理的な意味内容を引き出していきたい。

すでにモーリス・メルロ‐ポンティが、人間の経験を他者へと開かれた《精神‐身体》的な存在として定義しようとしたが、私のこの研究は彼の試みを再び取り上げ、ある意味でそれに現代的意味を与えることである。また、私のこれまでの著作、すなわち個体性の《生命認知》に関するものや、[1]形而上学的二元論批判に関する研究の、理論的知識をまとめるものでもある。このように補足的な取り組みをすることによって、科学と倫理学の対立の起源に位置するカントの批判哲学を乗り越える方向へと進む結果となった。[2]より正確な意味での生命倫理学の問題についてハンス・ヨナスはこう指摘している。存在と当為と[3]

の間の分裂はカントにおける道徳的主体の定言命法を基礎づけているが「未来にとっての善を犠牲にして、現在にとっての善」[4]を欲することにいかなる論理的な自己矛盾をも含んでいない。存在と当為のこのようなずれが現代において特に表面化しているとするならば、このずれの古典的な理論定式を《肉体》と《魂》の対立に還元することができる。この対立は十九世紀に至るまで《道徳（le moral）と肉体（le physique）の諸関係》[5]を指し続け、心理学の領域と倫理の領域を切り離せないものとしていた。

魂と肉体の二元論

精神‐身体についての問題体系は十七世紀にデカルト哲学の枠内で現れた。アリストテレスにとって魂は肉体の生命の根源そのもの、「潜在的な生命をもつ自然的肉体つまり有機的肉体の第一のエンテレケイア」[6]であったが、[7]デカルト以降魂は生理的メカニズムから離れ、思惟のみに一体化する。[8]

このように考えるのは身体なくして精神はないという事実があるからだ。[9]両者が接していることから精神‐身体の真の統一性があるという幻想が生まれる。われわれが常に感じている魂と肉体の一体感は、疑う余地はないけれども未だに解明されていない事実であり、この問題は始めから解決できないように区別してしまうことから始まっているのだ。[10]

このような心身二元論が現れたのは、一つにはアリストテレス哲学における「生の根源としての魂」という概念を拒否することによって、もう一つにはヘーゲルによれば分離の悟性という形をとる理性的で意識的な魂だけに還元することによってである。この分離の悟性は存在論上分けられない統一を前もって区別してしまい、次に人工的に分けたものを再び統一しようと試みるがゆえに乗り越えがたい困難に直面してしまう。実際、思弁的な見方からすれば肉体と魂の分離には根拠がない。同じ基準で計れるはずのない物質の秩序と非物質の秩序を同じ次元に置くからである。つまり、ヘーゲルの言葉に従えば「非物質的なものが物質的なものにどのように結びつくかというと、特殊なもの（du particulier）が特殊なもの（du particulier）にではなく、真に普遍的なもの（l'universel véritable）が特性（la particularité）に関係するように結びついているのだ。[11]」だから、精神 - 身体の区別はこころとからだの《根源的統一》[12]に基づいて説明されるべきである。

個体性の生物 - 心理学的規定[13]

今日では、統一性を目指すこのような観点をとると、何よりもまず異なる分野同士の境界画定に関する科学論的難問にぶつかる。一方で身体は社会的世界、象徴の世界にどっぷりと浸かっているので現代生物学がそのすべてを解き明かしたと言い切ることには無理があろう。[14] また、精神現象は神経生物学的プロセスに還元されえないので、たとえば精神分析が生物学に併合されているとは言えない。[15] だからいろいろな専門分野がいまだに不均質なのをみると、生命科学と心の機能についての科学を関連づけうるアナロジーがあるとすればそれは実際のところ《専門用語の転移》[16] に基づくように思える。

ただ指摘しておく必要があるが、哲学の見地からすると人の身体の規定と精神の規定とを統一しようとする計画になかなか踏み切れないのはある分裂が原因であり、クリストフ・ドゥジュールはこの分裂の源を、カントの人間論つまり人間は《自然》と《自由》という別個の領域に同時に属しているという考え方のうちに見出している。たとえば、生体の研究の根底には《自然の決定論》のみがある一方で、精神分析は何よりも人間の《自由》を対象にしている。[17] ところで、これまでの著作で示したことであるが、このように《自然》と《自由》の対立が始まった時期は歴史的に推定できるし、その対立が生じる原因は「認識可能なもの」を「巨視的な対象」に還元してしまうことにある。カント以降このような限定の仕方の妥当性は問題にされてきた。だからこそ、たんに調整するだけには終わらない生命科学、そして合理的な心理学を創り上げるという二重の可能性がはっきりと現れていたのである。こうして感知できるもの（le sensible）と理解できるもの（l'intelligible）の二元論に基づく身体と精神の二元論を問い直すことが可能となる。

すでに、哲学者M・メルロ‐ポンティは、生物‐心理学的分析を通して身体と精神の統一性が深い意味をもつことを明らかにしていたと考えられる。その際に彼は行動という概念を特に重視し、その倫理的意味を強調している。この見地からM・メルロ‐ポンティは病理学の科学論的役割を展開している。というのも病理学によって、いわゆる《正常な》人間の中に統合されているさまざまなタイプの規定を個別に観察することができるからだ。[18] 一般に精神が身体の抵抗にきづき、その生物学的次元を意識するのは病気によってである。

このような捉えどころのない病理学的現象は、意味論と語用論、この二つの見地から同時に取り上げることができる。たとえばM・メルロ‐ポンティによると《物が精神に作用する唯一の仕方は、精神に意味を提供し、精神の面前で理解可能な分節に従って自らを構成してみせることだけである。[19]》このアプローチによって生物学的生命と精神的生命を、互いに異なる現実の領域としてではなく完全に統合された《意味の地図》として定義できるのはまちがいない。われわれが作り上げようとしている生物‐心理学的連続体（le continuum bio-psychologique）という概念によって、心‐身問題における《意味》や《行動》の概念、また両者相互の関係を明らかにできそうである。したがっていろいろな生物学的過程や精神的過程をそれのみで独立した力として把握すべきではない。これらの過程はそれぞれが異なった独特の形式から生まれる。そして諸形式は、段階的に異なった複雑さのレベルをもつ総体的な生物‐心理学的生体の中に統合されている。まさにこの意味において、人間に特有の倫理という現実が非常に精密な弁証法の内部における統合の最高形式として現れる。この弁証法の中での魂と肉体は存在論的に言ってもはや区別されない。[20]

このような心身連続体の理論的な妥当性を証明するために、ある言語学的アプローチを分子生物学に用いて、意味論的かつ語用論的に生体の分析を進めていきたい。後で見るように遺伝情報は形式的に一つの言語を定義しうる最小の要件を満たしている。[21] もちろん厳密に特定する必要があるが、これらの要件は少なくともDNAの複製メカニズムとそのメッセンジャーRNA（mRNA）への転写メカニズムに介在する核酸情報のレベルで実証されているし、核酸情報の翻訳によってつくられたタンパク質のペプチド情報のレベルでも同じように実証されている。したがってたとえ純粋に形式的な次元で言語学と分子生物学を対比しているにすぎないとしても、この二つのレベルでの遺伝言語について語ることは正当であるように思われる。

遺伝言語におけるこの二つの形式が両者の間で非常に独特な関係を結んでいることを指摘しておこう。すなわち、タンパク質生合成の成因である核酸メカニズムはそれ自体がタンパク質である酵素の活動がなくては機能しえない。[22] したがってヘーゲルが『本質論』の中で理論づけたような循環的因果性の図式に従って、二つの発生レベルがホフスタッターが名づけた《もつれた階層》に応じて相互に影響し合っている。ＤＮＡのらせん糸が酵素の生合成を命令する一方で、ＤＮＡに不可欠な諸操作のプログラムも行っているという事実はこのもつれた階層によるものである。[23] ようするに遺伝システムは自らが生み出した現実に従うというこの《自己参照（sui-référentiel）》機能を使わないかぎり自らを正確に複製できない。ところで、Ｊ・Ｌ・オースティンは命令法の発話行為形式を《原初的な遂行的発話》とみなしたが、遺伝言語は命令法で表明される機能制御の言語と言える。この命令法の発話は、発話行為によって実行される行為の性質をはっきりさせはしないが、その行為を形式的に含んでいる。[24] したがってこの発話は、自らに固有の発話行為を解説するいわゆる発話内的発話に属している。体内で脈動している遂行性は均質とはいえず、いくつもの異なった段階をもち、これらの段階によって特に生理的機能状態とその病理学的形態との区別が可能になる。通常の場合、遺伝言語は《原初的な》もしくは《暗黙の遂行的発話》[25]の連続であり、この一連の発話は常に細胞交換システムに組み込まれている。が、たとえば癌が発生すると、自律したメッセージである《あからさまな遂行的発話》が生み出されることになる。[26] このように生命についての総体的な語用論的観方の枠内で、遂行動詞という概念が遺伝言語にどのような条件下で適用できるのかを見ていくつもりである。

このような生命の行為についての《生命語用論》は、人間の行為についての一般語用論へと組み入れることができるだろう。たとえば、自己組織化に関するいくつかの理論がとりわけ《創発（émergence）》[27]という概念を通して人間の行為を対象にしたようにである。《創発》の概念とは、あるシステムを総体として検討すると、同じようなシステムの構成要素を個別に検討した場合とは全く別の新しい特性が現れてくる場合のことである。したがってフランシスコ・ヴァレラが構築した《イナクション énaction〔自働規律行動〕》[28]という概念により、自己組織化するシステムとシステムが進展していく文脈との間の精密な弁証法の中に、認知の発展を組み込む（読み取る）ことができる。[29] イナクションという言葉はシステムを最良のやり方で周囲に結びつけうる規則や基準を絶え間なく発明することを指すので、規則や基準が硬直した形で対立することはもはやありえない。

生命語用論のアプローチそのものは、意識的な精神の過程についての《精神語用論》、そして無意識の精神的行為に関する《メタ精神語用論》の両方を補完するように思える。そこでこのような補完性が非常に倫理的な次元を含むことを示してゆきたい。

精神語用論的アプローチとメタ精神語用論的アプローチ

科学論の見地からすると《精神語用論》と《メタ精神語用論》は主に二つの要求にこた

えている。一つには、言語についての科学と精神についての哲学がもたらした知識を、認知科学や精神病理学の研究に組み入れることを目指す。二つ目としては、たとえばM・イーグルが《臨床理論》と《メタ心理学》の間に見出したような、人の精神現象についての現代的な理論が生み出すさまざまなギャップを埋めようと努める。最初に述べた《精神語用論》という概念は《人間》を対象とするものであり、《メタ精神語用論》の方は客観的なメカニズムの把握を目指すものである。[30]

精神病理学は、たとえば精神分析がそれを理論づけたように特に言語の心的構成要素を明らかにする。一般に心の治療というものが患者に心の中を思う存分語らせるために何よりもまず行為を中和させる方向に導くならば、転移関係は無意識の心的行為の出現をも誘発し、この心的行為は本来表象的な言語の機能を超えている。[32] ここでフロイトは治療言語がもつ独特な機能へとわれわれを導いていく。転移関係を通して患者はただ現状を描写するだけにはとどまらず、それ自体が一つの行為としての価値をもち遂行的発話に属する言説を紡ぎ出すのだ。遂行的発話はただ発話行為だけによって実行されるわけだから、自らが構築したわけではない外部の現実を表象するにとどまる確認的発話（確認言表）とははっきりと対置される。

メタ精神語用論のアプローチによって人間の精神現象についての統合理論を編み出しう

るように思える。一方で言説と行為を結びつけることによって。また「信仰（〜を信じる）」や「欲望（〜ほしい）」といった各人に固有な精神形成を伝える《命題的態度》[33]を説明することによってである。あきらかにしなくてはならないのは、伝統的な心理学を考慮した上で認識科学が一転して新しく導入する条件が、当然の相違点は別として（ミュタティスミュタンディス）メタ心理学に固有の必要条件に似通っていることだ。たしかにメタ心理学は操作的な心的過程を使っていて、意識的ではないこの過程が意味をもつのは《サブパーソナルな（下位個人的な）》心の状態を説明できる無意識についての機能理論内部においてである。[34]フロイトによれば欲動という概念は身体と精神という二つの領域の境界面に位置している。したがってメタ心理学の対象は、生物‐心理学的連続体という概念を考慮する上で科学論の見地からして大きな可能性を秘めている。

生物心理学的連続体

ジョルジュ・カンギレムが指摘するように、歴史的に見て心理学は精神病理学と精神生理学から構成された。[35]したがって精神病理学のテーマの一貫性がみつかるとするならば、一方で生理学――つまり神経生理学――との間の補完関係を通して、また他方ではいまだに定義し尽くされていないより広大な理論的領域――心理学――の内部においてであろう。

最初の点について次のことを指摘しておきたい。M・メルロ‐ポンティが名づけた《心的場》を支えるものとしての生理学的領域（生理学的場）は生物学の領域に属している。この生物学の領域自体は人間にとっての心理学の領域を補完している。[36] 現代における《神経‐認知》の研究によりこのような階層構成がいくらかかき乱された。たとえば、あらゆる心理的形式を神経生理学上の過程に還元しようとするパトリシア・S・チャーチランドは、[37] 伝統的な心理学の諸概念を神経科学が中心的な位置を占める《神経哲学》的計画の一つに組み入れようとしている。この方針にしたがえば、心理学に多少見られる経験だけを信じる性格を克服し理論的な基盤を引き出しうるにちがいないだろう。[38] ところでA・ホブソンが指摘しているように、この計画が可能となるのは、《精神状態》を神経生理学とメタ心理学、両方の見地から厳密に定義しうる《精神‐身体の同型性》という概念を前提にしているからである。[39] この同型性によって生物学と精神機能についての学問領域、この両者における《意味》という概念の規定を明確にできるにちがいないだろう。このように有機体（人体）と精神現象が生み出す行為の複雑さを、働き方がそれぞれ異なる諸レベルを通して分類したあとで階層状にグループ分けすることができるだろう。

この複雑さを説明するために本書では胚形成のケースを選んだ。というのも胚形成は、個体を源にして生じるさまざまな変調を統合しながら常に準安定状態にある過程についての適切な一例となるからだ。ブライアン・グッドウィンのように胚形成が認識活動の原因であると指摘することは重要である。なぜならば、胚の生命メカニズムと成人の行動の諸段階を決めるメカニズムの間に連続性があるからだ。[40] 発生の原理と行動の原理を関連づけながら生物‐心理学的アプローチを用いてこれから解明していきたいのは、有機体において遂行されるさまざまな行為、そこで使用される情報の型、情報が遂行する命令などである。この意味で知覚神経の領野（知覚神経野）を根本的に新しい現象として考察すべきではなかろう。そうではなく一つの手段として——人体内の情報がこの手段によって外部に及ぼす力を広げるために豊かになっていくような——今までよりも現実に即したより効果的な一つの手段として知覚神経野を考察しなければならない。このような統合精神生理学においては、認知活動が胚形成の原初過程——とりわけ細胞膜活動の特殊化——における発展とみなされるのである。そこから生命と精神を厳密に結び合わせる一般科学論の枠組みを構想できよう。H・R・マトゥラーナによれば認知システムは、自己維持的に行動するのに必要な相互作用の全体と定義される。この意味ではあらゆる有機体（生物）は認知能力をもっているが必ずしもその能力が神経系と結ばれているわけではない。[41]

厳密な意味での方法論に関して次の事実をおさえておきたい。認識科学の発展が生み出した技術革新のおかげで、さまざまな伝統的な諸分野の適用領域を統合することができ、自然物と人工物の距離がせばまりつつある。[42] したがって一方では自然についての科学と精神についての科学の間にある古典的な対立を統合することができるし、他方では行動という概念を一本化することができよう。このような統合がもたらす理論的結果をしっかりと確かめる必要があるだろう。

魂、肉体、倫理

かつて、ライプニッツは生命がさまざまに変容するなかに存在する独自性を理解するために《生物‐心理学的連続体》という概念を考え出した。

有機体は一瞬後には同一ではなく等しいだけである。そこで、もし人間が魂と関わりがないのならば同一の生命はないだろうし、ましてや生命の結びつきなどないだろう。[43]

ライプニッツがここで提起しているのは、有機体をその物質的成分と比較することから生まれてくる概念、つまり情報を提供する有機体という《アニミスム的》概念である。このように、ライプニッツは哲学が伝統的に魂に付与していた特徴を有機体の現実そのものへとずらすことによって、いずれ分子生物学がもたらすことになる知識を先取りしていたように思える。触れておきたいのは生物学が微視的物理学の一分野となることによって、《ヌーメノンの（可能的存在の）》次元を獲得したということ、また、この次元によって生物学が大部分の生合成メカニズム自体を自在に利用しながら、表現型[44]の現実を超えて生命の基本的な構成要素に対して働きかけることができたということである。

生命が生み出すさまざまな行為に注意を向けるならば、すでに述べたようにM・メルロ‐ポンティが思い描いた計画、生命と精神の諸秩序を、他者を考慮に入れる統合的で意義深い全体の中に統合しようとする計画に、現代的意味を与えることができるのだ。そうすれば昔から人間が抱えているとされてきたさまざまな分裂を克服できるようになろう。われわれが採る語用論的観方とは、記述される行為とその行為の生成物が存在論的に不可分であることを主張することなのである。つまり有機体のいろいろな構成要素、特に認知機構にかかわる要素、動機にかかわる要素、情緒的または倫理的要素などを通して有機体を説明しようとする観方であり、これらの要素は人間の本来身体的な活動につねに併存しているものである。このように生命についての理論がその対象を取り戻しうるのは身体を精神に同質なものとすることによってであろう。有機体（生物）と精神の間では倫理学こそが媒介の役割を担っているようである。つまり生物学は、有機体にとって異質である認識力に属するいくつかのカテゴリーを通さずには生命を把握できないということである。一般に生物学研究は実験的な生体を扱ってはいるが生体内における生命に関わらなければ意味がないし、人工物とは取り替えのきかないこの生体内における生命をいまなお究極の参照対象としている。これについてはあとでアルツハイマー病とエイズの分析を通して説明を試みるつもりである。[45]

明確に区別していきたいのは、主に有機体に固有のメカニズムに関係する《生命についての倫理学》と生物学研究が引き起こす倫理的な影響を価値づけることをめざす《生命 - 倫理学》である。この二つのアプローチはたがいに補完し合い、そのどちらもが生体外の生物学的認識根拠と生体内の生命の存在根拠との交差点に位置している。[46] したがって存在根拠に対する認識根拠の作用が正しいかどうかを明確にする必要があるだろう。

厳密な意味での生命倫理学がもはや決して避けて通れないものとして現れたのは、生物の遺伝物質が変造されてしまう危険性が出てきた時点からである。生命倫理学は単なる《応用倫理学》[47]などではなく、人間が存在する意味さえも問うものである。文字通り生命についての一つの倫理学なのだ。しかしながら生命倫理学は生命に関する研究の移り変わりに不可分に結びついたままである。したがって生命倫理学の矛盾がいったいどこにあるかというと、生物学が分子レベルでの実験という究極の段階で生体内の生命に働きかけながらも生体外の生命にしか到達していないという事実にあるのだ。生体内の生命はそれに固有の特異性（特性）によって、生物学者が及ぼす力の対象でありながらも生物学的理解を超えているように思える。二十一世紀を目前にひかえる今、このギャップを縮めていくならば当然人類全体にとって非常に意義のある生物‐精神‐倫理的空間が構築されるであろう。

注

（1）ジャック・J・ローゼンベルグ（Jacques J. Rozenberg），*Bio-cognition de l'individualité : Philosophèmes de la vie et du concept*. 1992〔『個体性の生命‐認知―生命と概念の哲学素―』〕

（2）ローゼンベルグ、*From the Unconscious to Ethics*.〔『無意識から倫理学へ』〕、第七章。

（3）※訳注　l'être「存在」（＝ある、〜である）と le devoir-être「当為」（＝べし、〜べきだ）

（4）ハンス・ヨナス、*Le principe responsabilité. Une éthique pour la civilisation technologique*., p.31〔『責任という原理―科学技術文明のための倫理学の試み―』、加藤尚武監訳、東信堂、二〇〇〇年、二十二頁〕

（5）B. Baertschi, Les rapports de l'âme et du corps. *Descartes, Diderot et Maine de Biran*., p.12〔「魂と肉体の関係」、『デカルト、ディドロ、メーヌ・ド・ビラン』〕

（6）※訳注　エンテレケイアとはアリストテレス哲学で、形相が可能態としての素材（質料）と結びついて自己を実現、完成した状態。実現されるべき目的としての形相の働きをも指し、ライプニッツによってモナドの別名とされた。また、ドリーシュ（Driesch）はエンテレキーという言葉で、生命固有の能動的原理を導入し生気論を主張した。

（7）アリストテレス、*De anima*, II, I,412 a 27〔『霊魂論』、アリストテレス全集6、山本光雄訳、岩波書店、一九六八年、三九頁「それゆえ霊魂は可能的に生命を持つ自然的物体の第一の現実態である。」〕

（8）デカルト（René Descartes）、Lettres à Mersenne du 31 décembre 1640. In *œuvres Philosophiques*. T. II.,p.305〔「一六四〇年十二月三十一日付のメルセンヌ宛書簡」〕

（9）デカルト、Méditation Sixième. AT.IX.58.In *Oeuvres Philosophiques*. T.II.p.482.〔「第六省察」、『省察』、デカルト著作集（増補版）2、所雄章他訳、白水社、一九九三年、九三～一一三頁〕

（10）M. Gueroult, *Descartes selon l'ordre des raisons*. T. II. "L'âme et le corps". chap.XIII。〔『理性の秩序によるデカルト』、第二巻、第八章「魂と肉体」〕参照。

（11）ヘーゲル、*Enzyklopädie der philosophischen Wissenschaften im Grundisse*.1830.III. Zusatz§389〔『精神哲学』、船山信一訳、上巻、岩波書店、一九六五年、七五～七六頁〕

（12）ヘーゲル、同掲書、補遺三八九〔『精神哲学』、七六頁〕

（13）※訳注「生物 - 心理学的」（bio-psychologique）。一般に biopsychologie は生物心理学と訳され、個人の生物学的側面と心理的、人格的側面との関係を研究する学問分野である。

（14）クリストフ・ドゥジュール（Christophe Dejours）、La corporéité entre psychosomatique et sciences du vivant. in *Somatisation, psychanalyse et sciences du vivant*. p.109〔※訳注　ドゥジュールは、精神科医、精神分析医、国立工芸院（C.N.A.M.）教授、《仕事に関する心理学》研究所所長。著書とし

ては、*Le Corps entre biologie et psychanalyse*, Payot,1986,*Recherches psychanalytiques sur le corps*, Payot, 1989, *Souffrance en France*, Seuil,1998〕

（15） A. Green, Psychique, somatique, psychosomatique, in *Somatisation, psychanalyse et sciences du vivant.* p.168

（16） ピエール・フェディダ（Pierre Fédida）、Pour une métapsychologie analogique : fécondité de l'hétérogénéité. in *Somatisation, psychanalyse et sciences du vivant.* p.128.

（17） ドゥジュール、La corporéité entre psychosomatique et sciences du vivant, in *Somatisation, psychanalyse et sciences du vivant.* p.111.

（18） モーリス・メルロ‐ポンティ（Maurice Merleau-Ponty）、*La structure du comportement,* p.195.〔『行動の構造』、滝浦静雄、木田元訳、みすず書房、一九六四年、「よく行われる心的なものと身体的なものとの区別も、病理学にならば記載されてもいようが、正常な、つまり統合された人間の認識には役立ちえないものである。というのは、正常な人間においては、身体的過程だけが孤立して展開されることはなく、それはもっと広範な行為の連環のなかに組み込まれているからである。つまり問題なのは相互に外的な二つの秩序の出来事ではなく、一方が他方を統合するといった二つのタイプの関係なのである。」（二六八〜二六九頁）〕

（19） *ibid.*, p.215.〔前掲書、二九六頁〕

（20） *ibid.*, pp.216-219.〔前掲書、二九八〜三〇二頁〕

（21） A. Ratner, The genetic language. in *Progress in Theoretical Biology.*3(1974)p.144、〔『遺伝言語』〕参

照。

（22） ※訳注　『本質論』は『大論理学』・中巻（武市健人訳、岩波書店、一九六〇年）に相当する。

（23） ダグラス・R・ホフスタッター（Douglas R. Hofstadter）, *Gödel, Escher, Bach : an eternal golden braid.* p.513.〔『ゲーデル、エッシャー、バッハ—あるいは不思議の環—』、野崎昭弘他訳、白揚社、一九八五年、五〇八頁〕

（24） J・L・オースティン（John Langshaw Austin）, *How to do things with words.* p.69.〔『言語と行為』、坂本百大訳、大修館書店、一九七八年〕

（25） ※訳注　《暗黙の遂行的発話（énoncés performatifs implicites）》。後に出てくる《あからさまな遂行的発話（énonces performatifs explicites）》と対を成す。

（26） ローゼンベルグ、*Bio-cognition de l'individualité : Philosophèmes de la vie et du concept.* pp.198－199 et 210.〔『個体性の生命 - 認知—生命と概念の哲学素—』〕参照。

（27） ※訳注　〔生物学〕発展、進化の過程で、それ以前の段階では予想できなかった新しい特性の出現。

（28） ※訳注　enact〔英語〕法律を制定する。

（29） ヴァレラ、*Autonomie et connaissance.* Trad.franç.chap.10.et *Connaître les sciences cognitives, tendances et perspectives.* Trad. franç. chap.5.〔『自律性と認知』（仏訳）の第十章、『認知科学の傾向と展開を知る』（仏訳）の第五章〕

（30） イーグル（M. Eagle）, *Recent developments in Psychoanalysis.* p.148.

（31）※訳注　転移――〔精神分析〕幼児期における親に対する感情が、分析場面で分析者に向けられること。

（32）フロイト（Freud）, Abriss der Psychoanalyse. G. W. XVI. p.101.〔「精神分析学概説」、『フロイト著作集9』、小此木啓吾訳、人文書院、一九八三年、一五三～二〇九頁〕

（33）※訳注　命題的態度（attitudes propositionnelles）

（34）M.Moore, Mind, Brain and Unconscious. in *Mind, Psychoanalysis and Science*. Ed. by P.Clark and C. Wrignt, p.151〔「心、脳、無意識」、『心、精神分析学、科学』〕

（35）ジョルジュ・カンギレム（Georges Canguilhem）、Qu'est-ce que la psychologie ? in *Etudes d'histoire et de philosophie des sciences*. p.309〔「心理学とは何か?」、『科学史・科学哲学研究』、金森修監訳、法政大学出版局、一九九一年、四三五頁〕

（36）メルロ - ポンティ、*La structure du comportement*, p.141.〔『行動の構造』、「行動の占める物理学的場――方向をもった諸力の体系――のうえに、生理学的場、つまり「圧力と歪み」の第二の体系の独自性を認めなくてはならないわけで、それだけが決定的な仕方で実際の行動を規定するのである。さらに、もし象徴的行動やそれの固有な特性を重視するなら、言葉の定義上われわれが《心的場》と呼ぼうとする第三の場を導入するのが当然であろう。だが、そのことによってわれわれは、行動主義が行動を物理的因果性というただ一つの平面上に並べることによって除去しようとした古典的問題に、ふたたび連れもどされることにはならないであろうか。」（一九五頁）〕

（37）パトリシア・S・チャーチランド（Patricia. S. Churchland）, *Neurophilosophy : Toward a Unified*

Science of the Mind-Brain. chap.1. 〔『神経哲学―心・脳の統一科学を目指して―』、第一章〕

（38）G.F.Michel and C.L.Moore, Developmental Psychobiology. *An Interdisciplinary Science.* p.36. 〔『発生心理学、学際的な一科学』〕参照。

（39）A.Hobson, Psychoanalytic Dream Theory : A Critique Based upon Modern Neurophysiology, in *Mind, Psychoanalysis and Science.* Ed. by P. Clark and C. Wright. p.298

（40）ブライアン・グッドウィン（Brian C. Goodwin）, Embryogenesis and Cognition, in *Kybernetik und Bionik,* pp.49-51

（41）H・R・マトゥラーナ（H.R.Maturana）, Cognitive function in general. in *Autopoiesis and Cognition.* Edited by H.R.Maturana, F.J.Varela, in *Boston Studies in the Philosophy of Science.*42(1980).p.13〔「認知機能一般」、『オートポイエーシス―生命システムとはなにか―』、河本英夫訳、国文社、一九九一年、「認知システムとは、有機構成が相互作用領域を規定しているシステムであり、このシステムは相互作用のうちで自己維持的に行為しうる。」（一七五頁）〕

（42）G.Tiberghien, Psychologie cognitive, science de la cognition et technologie de la connaissance. in *Intelligence des Mecanismes, Mecanismes de l'Intelligence.* ouvrage coordonné par J.P.Lemoigne, p.194.参照。

（43）ライプニッツ（G.W.Leibniz）, *Nouveaux essais sur l'entendement humain.* Ed. J. Brunschwig. II.27. §6.〔『人間知性新論』、米山優訳、みすず書房、一九八七年、二一三頁〕

（44）※訳注　表現型と遺伝子型について。表現型（ひょうげんがた）とは生物に実際に現れた性質のことであり、個体のもつ「遺伝子型（いでんしがた）」と「環境」によって影響を受けることになる。遺伝子型とは、発現するしないに関係のない遺伝子の本来の特徴や性質に対応する遺伝子の構造のことである。二個体の生物の間に共有する性質（表現型）があっても、その性質に関する遺伝子型が同一であるとは限らない。たとえばエンドウ豆の《丸い》種子と《しわより》の種子を交配させると、《丸い》のが四分の三、《しわより》が四分の一できる。《丸》の遺伝子をかりにR、《しわより》の遺伝子をかりにrとすると、遺伝型はつぎのように四種類になるが、表現型は《丸》と《しわ》の二種類である。

《丸》（RR）×《しわ》（rr）→《丸》（RR）、《丸》（Rr）、《丸》（Rr）、《しわ》（rr）

これが表現型（表に現れる特徴、つまり《丸》と《しわ》）と遺伝型（Rとr）の違いである。

(45) ※訳注　生体内（in vivo インビボ）。〔生物学〕生きている状態内で起こる生物学的過程をいう。例、細胞内。／生体外で（in vitro インビトロ）。〔生物学〕ラテン語で「ガラス器内」の意。ある実験条件下において、細胞外または生体外で起こる生物学的過程をいう。例、試験管内。

(46) ※訳注　存在根拠と認識根拠の関係については以下を参照。「しかるに今やカントは『実践理性批判』において道徳律の存在という《理性の事実》から出発し、意志の自由の存在を積極的に主張し得たのである。意志の自由は道徳律の存在根拠（ratio essendi）である。意志の自由がなければ道徳律は成り立ち得ないからである。しかしわれわれは意志の自由を直接に意識することはできない。われわれに意志の自由を意識せしめるものは道徳律の存在という事実である。かくて道徳律は意志の自由の認識根拠（ratio cognoscendi）なのである。」『カント』、岩崎武雄著、勁草書

房、改装版、一九七三年、一八三頁

（47） Y.Lajeunesse et L.K.Sosoe, *Bioéthique et culture démocratique*, pp.48-54〔『生命倫理学と民主主義文化』〕参照。

第一章　生命についての倫理学、魂についての倫理学、生命倫理学の問題

分子生物学によって有機体に対する科学論的規定が変わった。分子生物学はもはや直接に観察できる対象だけにかかわるのではなく、何よりもまずF・グロが《遺伝子の数々の秘密》と呼んだものを捉えなおし、それに働きかけることを目標としている。実際、分子生物学が登場するまでは生物学者は表現型についてしか語ってこなかった。したがって生物学における倫理的な省察は、いくつかの古典的な問題だけに、たとえば厳密に言うと生命倫理学ではなく医学上の倫理問題である優生学や安楽死のような問題だけに限られていた。ところで生命倫理学が本当に必要なものとして姿を現したのは、生命の構造や生命の《本質》がようやく研究対象、そしてそれに変更を加えうる対象になったときであった。これが一九七一年に公式に現れた生命倫理学[1]が哲学者を必要とする度合いがますます高まっている理由である。ところがカントの時代以後、哲学者は《教授になるために》科学者としての職務から離れてしまっていた。しかし《生物学の世紀》において哲学は新たな地位を獲得するように思われる。もはや哲学をミネルヴァの梟[2]に見立てることはできない。黄昏時に飛び立つこの鳥は、哲学自らがその構築作業に参加したわけではない現実を眺めるだけの観客の役割に哲学を閉じ込めていた。今日の哲学者は生命についての研究の大方針を決定する作業に直接携わっている。倫理委員会の重要な構成員である哲学者は、倫理の《スポークスマン》の一員のように見えるという意味であらたな尊敬を得ているようだ。哲学者は生命倫理学についての議論の概念的な諸前提を明らかにすることを目指している。生命倫理学についての議論は長い間つねに生命科学の地平に見え隠れしていたのだが、生物学者が生命に変更を加えられることがわかったときに初めて今日的なものとなった。それゆえにこの問題を分析するためには、さまざまな視点から哲学者がどのように《生命》と関わっているかを明確にする必要がある。

生命倫理学の基礎を築く

生物学が倫理学に救いを求めたのは、いわゆる《生物学者の夜明け[3]》が希望と不安を掻き立てたときである。最後の拠り所に訴えかけるようにして倫理学に問いかけをおこなうことによって、生物学者は彼らの学科が研究者の権能を越えるいろいろな疑問点を生み出すことを暗黙のうちに認めている。それゆえに彼らは科学者としての自らの責任を軽減するために《哲学的討論》を提案したのだ。ジャン＝ピエール・シャンジューによれば、この《哲学的討論》はあらゆる学際的な衝突と見えるもの、文化的な衝突と見えるものを解

消しようと努めるべきものであり、また

自分たちの認識の限界に意識的で謙虚でありつつも、いくつかの基本原則については毅然とした態度をとるべきである。それは少なくともしばらくの間だけでも皆が共有できる考え、たとえ一時的であるにせよ何らかの合意に達するためにである。[4]

倫理的な立場は本質的にメタ科学的なレベルのものであるがゆえに、生物学は倫理学に固有な見地を提案できない。生物学者がこの事実を自覚していることについて哲学者はただ賞賛するほかはないだろう。たしかに生物学者たちは《人間のために生物学を用いることができるのは何らかの人間観に[5]基づいてであることを認める場合でも、そのような人間観の正確な規定を与えないように注意している。倫理学が求められていること、生物学者たちがそれに答える能力をもたないということ、それゆえ哲学者たちに対して発せられるSOS、これらすべてを厳密に理解するにはどうすればよいのだろうか?

J・P・シャンジューは「シンポジウム──生命倫理学を考える──」[6]の冒頭で、現代生物学は人間の遺伝を直接の対象とすることによって人間の位置を大きく変えたと指摘している。したがってシャンジューは、現代生物学がえた新たな諸権力の性質を生命倫理学が分析するように、そしてその新たな諸権力が強大になって溢れ出すことのないように生命倫理学が制限を課すように勧めている。彼が特に力説していたのは、彼自らが議長を務める「フランス倫理諮問委員会」が、その委員会の意見や勧告が《大多数》のひとびとにとって受け入れられるものであるはずであるがゆえに《それぞれの問題について委員会がとる立場に根拠があること、またその省察が知恵に満ちたものであること》によって権威を保つということである。このような断言は曖昧で矛盾しているようにさえ思えるので哲学者はいささか当惑してしまう。というのは、ある意見が《十分な根拠をもつ》ためには、まずは理論的な基盤とその意見の支えとなる概念的論拠を示さなければならない。これらの条件が十分に満たされているならば、どうして提案される結論が大多数のひとびとによって受け入れられることのみを有効性の基準にしたりできるのだろうか？　このようにするのではそれがたとえ参考意見に与えられた権威に過ぎなくとも、ドクサ（臆見）[7]に権威を与えてしまうのではないだろうか？

生命倫理学を《統計学的に》創設しようとするこの試みは、《自然な》見地から倫理学の基盤を築くことを中心命題とするある哲学的計画に組み込まれる。マルク・キルシュがはっきりと述べているように、「われわれは遺伝的にプログラムされたロボットではない。

遺伝の産物であるとともにわれわれの文化的環境の産物でもある。」[8] 人間の行動全体を説明するためには、このように人が二重に規定されていることを指摘するだけで十分だろう。この二重規定によって、特に、自然な倫理学に対して慣例的に持ち出されてきた一つの反論、つまり長い間不自然な行動としてみなされてきた利他主義による反論を回避することができるだろう。ところで、主としてウィリアム・ハミルトンとロバート・トリバースの研究に基づいたM・ルース、A・ジバール、N・W・ソーンヒルらの研究は《生物学的利他主義》という概念を作り出した。この概念の目的それ自体は倫理的ではないだろうが《生存、適応のための協力、遺伝形質の永続化》などに関わっている。[9] フランス・ドゥ・ヴァールが想起しているように、ルースたちの研究が説明しようとしたのは、血族の中で観察されるだけでなくいくつもの広大な協力ネットワークへと広がる動物的利他主義によって、《道徳的な義務や負い目》の最初の兆しを確認できるということだ。[10] したがって自然と文化、科学と倫理学、存在と当為等々の間に伝統的に置かれてきたギャップは、それぞれの領域がそれぞれの仕方である共通の生成から発している限りにおいて補正される余地があるだろう。それゆえに倫理学はたいていの場合生命のためになっているだろうし、外見上まったく不自然にしか見えない行動であっても生物学的理性の《狡智》に利しているであろう。

ではこの分析がスペンサーが《模範的な行動》と《より発達した》行動を同一視したことに対する批判、たとえば一九〇三年以後G・E・ムーアがおこなった批判を免れうるだろうか？　ムーアによるとここで問題となるのはある真の《誤謬》(fallacy)であり、この誤謬は、定義からして自然のデータになりえない当為（べし）を、事実に基づく存在（ある）に還元してしまうことに基礎を置いている。[11]この厄介な問題にこれ以上深入りするつもりはないがポール・リクールの指摘を一つだけ紹介しておこう。それによると倫理学の「自然」化〔倫理学を自然なものとみなすこと〕は実際のところ、動物行動学者が擬人的投影を行うことから生じている。動物行動学者は道徳性が存在するという先入観から、研究対象となるあらゆる行動の中から道徳的意味の《存在条件》として働く特性だけを逆に抽出するのだ。[12]これに少しばかり似たような考えはユダヤ教の『タルムード』[13]の中にすでに見られる。

もし、われわれがトーラー（教え）[14]を授かっていなかったならば、われわれは、慎み深いネコや盗みが大嫌いなアリ、貞節なハトや礼儀正しいオンドリなどを学んでしまったことだろう。（エルヴィーン100b）

もちろん、R・A・H・シュールが強調するように、『タルムード』のこの指摘は自然に道徳性があることの論証を目指すものではない。なぜなら、倫理学の見地からすれば動物の行動は中立であるが、タルムードの指摘は、人間が義務として模倣しなければならないある（不‐自然な）行動のしるしが自然の中に散見されうることを示しているに過ぎないからだ。[15]

一般にO・J・フラナガンの表現を借りるならば、倫理学をある《付帯現象》[16]に還元することは先ほど述べた自然と文化・科学と倫理学・存在と当為等々…の間にあるギャップの産物であると思われる。ここで私が主張したいのは、こういったギャップのすべてが一つの共通のパラダイムから生じているということであり、この共通のパラダイムとはさまざまな状況で用いられる生命という概念を限定せずに使用することである。したがって存在と当為の硬直した対立を保持してゆくよりも、その対立から生命そのものがもつ可能性の諸条件を取り戻すほうがより重要であるだろう。

多元的な生命とその生物心理学的規定

アリストテレス以来、生命という概念は曖昧だった。ギリシャ語が生命を指すために二つの言葉、ビオス（bios）とゾエ（zoé）をもっていたことを思い返してみよう。一般にこの二つの言葉は同義語であるが、ビオスは生きる方法にかかわり、ゾエは生命の特質にかかわっているようだ。[17] アリストテレスは両者のコノテーション〔暗示的意味〕を明確に区別していた。実際ゾエという言葉を《内包的》な見地から、《有機的》、《心理学的》、《形而上学的》な意味でより多く使っているし、ビオスの方はより《論理的》でより《生物学的》である《外延的な》用い方をしている。[18] しかし両者をこのように対比させるには多少問題があるようだ。E・フランクの解釈によると、カントからシェリングを介してヘーゲルに至る生命概念の意味の変遷を見ていくと、ドイツ観念論は有機性（organicité）に本質的にしっかり固定されたゾエからビオスを引き剥がすことによってビオスの純粋に精神的な段階へと登り詰めた、と推論することができる。[19] ところが、このように《生命現象（ビオスの論理）le bio-logique》を精神化することは、アリストテレスが本来有機的、心理学的、形而上学的な諸領域を区別できるようにするために提案した《動物学（ゾエの論理）zoo-logique》的な諸規定に合致しないように見える。[20] そうではなく実際は、理論上の難点があるからといってそれを解決せずにいっそゾエとビオスという生命概念の分割をなくしてしまおうという過度の単純化が問題なのだ。いくつかの注意点を指摘しながらこの問題を明らかにしていきたい。

アリストテレスは次のように外延という見地と包括もしくは内包という見地の等価性を

明らかにしようと試みている。「ある言葉がある別の言葉の全体に含まれているということと、ある言葉が普遍的に固定した別の言葉に付与されているということは同じことだ。」[21]ところが、このように等価性を主張すること自体が実は外延的見地から内包的見地にこっそりと移っているのだ。たとえそれがアリストテレスの科学全体に対して損害を与えるものであるとしても、[22]この等価性のおかげで彼は同時代人たちが星を見つめることに注いでいた宗教的感情や賛美といったものを人間に向けることができたのだ。こうして生物学は《叡智界の光景の代用品》となったのである。[23]したがってゾエとしての生命の内包的内容を対象としていた形而上学が、ビオスとしての生命を外延的な仕方で把握する任務をある意味で生物学に譲り渡したといえる。

このような任務の譲渡が分子生物学においてはどのように現れているのだろうか？　G・カンギレムによれば、分子生物学は当然の相違点は別として（ミュタティスミュタンディス）《アリストテレスの考え方に回帰している》。たしかにアリストテレスは生命には《書き込まれ、保存され、伝達されるロゴス》があることを示すことによって生成に関する形式的理論の糸口を見付けていた。[24]このロゴスは単なる《物質》ではなくてある真の《プログラム》であり、このプログラムは《魂》、つまり生命の原理あるいは生命の《本質をなすもの》を指している。

まえがきで触れたようにライプニッツも同じような見地から生命についての実効力のあ

る一科学の必須条件として、《生物‐心理学的連続体》という考え方を示していた。ではこのような連続体が生命倫理学の哲学的基盤という問題をどのような意味において明らかにできるのだろうか？　まず最初に指摘しておきたいのは、アリストテレスにおいてはたとえ魂が物理化学的過程になんらかの方向付けを与えるとしても、だからといって魂と物理化学的過程が混同されるわけでは決してなかった。[25]　別の言い方をするならば、有機体の全体性はそのすべての構成要素に対して常に新しい状態を保っている。今日、生命の自己組織化というアプローチが《創発》という概念を用いて説明する特性とは、あるシステムを総体として検討すると同じようなシステムの構成要素を個別に検討した場合とは全く別の形で現れてくる新しい特性のことである。この場合システムは内的構造を不変に保つことによって乱れを補正する。[26]　P・マニャールの指摘によると、このような《創発》は次のような《生命についての倫理学》に関係してくる。ゾエはビオスに比べるとゾエの方は習慣的にその性質を奪われているが、ゾエとビオスのこの断絶を再び問題にすることを使命とする倫理学である。[27]　この意味で、倫理学はゾエの全体性を保証することをめざしているわけであるから主にゾエに関係していると言えるだろう。

この《内包的》と《外延的》という生命概念の二重化によって生命倫理学のさまざまな争点を把握できる。この二重のアプローチが先験的・演繹的（*a priori*）科学と経験的・帰納的（*a posteriori*）科学の分裂の発端となり、なかでも倫理学と科学の対立がここから派生していることを思い返しておきたい。[28] ルドルフ・カルナップによれば、倫理学が実証科学の外延的な手順と均質でないとするならば、[29] 生物学の方も有機体の種類が本質的に不均質であるがゆえに物理科学に対していまだにずれた位置にいるということになる。実際、ある有機体を別の有機体に完全に置き換えることは決してできない。[30] この点について差し当ってここで指摘できるのは、さまざまな倫理委員会に最も急を要する訴えの一つがなされたのは《クローニング（クローン作製）》技術の見通しが立ったのと機を一にしていること、そしてこの技術によって個人のアイデンティティの問題が大きくクローズアップされただけではなく、個体に固有の内包的な特徴が外延的な種類（クローン）に還元されてしまう傾向をもつということだ。[31]

したがって生物学的実践が生きた個体それぞれに固有の特性を放棄させるように見えるまさにその瞬間に倫理学が求められるのである。倫理学は科学の展開とは逆に個人に注目しているという理由により、まるで自分で自分を検討している生物のように深く《内包的な》側面をもっている。生命を待ちかまえるさまざまな危険について倫理学が意見を表明できるように思えるのはまさにこの資格においてなのである。それゆえに生物学がある限界を乗り越えた結果として、どのようにして倫理学が《手すり》の役割を演じるよう要請されるようになったのか、その限界を見極める必要がある。

《生体外の》生命と《生体内の》生命[32]

《生物学的（ビオスの論理的）》[33]思考がゾエを変化させうるように見えるとき倫理学は危機感を抱く。したがってある《生命についての倫理学》を推進したいならば、生命の内包的な特異性を強調するために《ビオスの倫理学（bio-éthique）》ではなくて《ゾエの倫理学（zoo-éthique）》あるいは《精神倫理学（psycho-éthique）》について語る方がアリストテレス的見地からはより正確だろう。たとえ生命倫理学が人体の個人的特異性よりも生物学者の実践の方により深く関係するのだとしても、人体こそが現在の議論全体の真の争点であることに変わりはない。

分子生物学は最初から完全に微視的物理学の一分野として現れていたが、微視的物理学の分野は使用する方法と知るべき対象との間に避けて通ることのできない相補関係を置くことを強いている。にもかかわらず生物学においては認識可能なものの限界が生命そのものの限界と混同されるのだ。したがってニールス・ボーアが指摘したように、生体の分析はある域を超えると《生体を殺してしまう介入を実践》せざるをえない。[34]このように生命はその基本的な要件と、その分子メカニズムの精密な分析との間にある根本的な分裂を含んでいるように思われた。したがって生物によって形成されるある有機システムは、それと全く同じ原子構成をもつある無機システムとは別な風に進展するのである。P・デトゥシュ・フェヴリエによると、この差異は生体内の生命についての研究と生体外の実験室で行われる研究との隔たりを表わしている。[35]

ところが現代では生命の《生物学的》認識根拠（ratio cognoscendi）は、《動物学的》[36]存在根拠（ratio essendi）に対して効果的に働きかけうるようだ。数十年前に生体外の実験と生体内の実験を分けていた境界はもはやそれほどはっきりしていないようである。生命科学が遺伝形質に干渉するのに成功したのと同じ時期に個体発生のメカニズムがはっきりわかってきたが、倫理学を《今日の人間とその未来の亡霊との間の調和を制御する一つの装置》だけに限定するおそれがある。[37]

それゆえに生命倫理学の問題に欠かせないのは次のことである。生命はその特性（特殊性）によって生物学的理解を超えている一方で基礎的な遺伝子操作の対象でもあり、そして現在までの研究によっては遺伝子操作が将来どのような結果をもたらすかについて予測できないということである。

ある論理的な見地からすると、ビオスがゾエを専有してしまうことをK・ゲーデル（一九三一）の第二定理の生物学的翻訳として理解できるかもしれない。この定理によれば、基本的な算数を記述できる程度に複雑な形式的体系でさえ体系内の統語的言表を用いる限りでは自らに固有の機能の諸形式を把握できない。J・ラドリエールは、形式的体系（システム）が制限をもつことはシステムがその構築を可能にする自己参照的表現から派生するからだと指摘することによって、さきほどの不可能性の理論的帰結を強調する。

自己参照的なものは表現行為とこの行為が対象とする内容という還元できない二重性を含んでいる。反射するものを反射されるもの[38]と同質視することはできないし、現実的な活動のあらゆる状態をある潜在的な操作の指標でしかないものに付与することは不可能である。[39]

生命はそれを生化学的に定義する諸条件を緻密に分析しても捉えられない特異な要件から生じる。このことが示すことは、まさに還元できない状態でいまだ閉ざされざる複雑な生体内有機システムに、情報理論を適用することには限界があるということである。[40]

このように現代生物学の歩みといくつかの形式主義における制限にある種の対応関係を見出すことができるが、これに対しては規制はいずれにせよ生物学的企図の内部にあるがゆえに倫理学を要請する必要はないように見えると反論することもできるだろう。ただどのような体系も自らに閉じることはできないから、生物学的理解の完全性に対するこのような抵抗がある意味では生命の特性そのものを明らかにしている。D・R・ホフスタッターは生命の特性が形式的体系を制限する諸定理に通じていることを示しながら、自然数からなる数列を対象となる形式的体系内の象徴（シンボル）群に一致させる《印字遺伝学》[41]モデルを構築している。遺伝子メカニズムは構文を算術化するプロセスを用いて《不思議なリング》を作り出している。あるケースで対象となっているのはタンパク質のタンパク質に対する作用であり、別のケースでは命題の命題に対する作用なのである。[42]ところでアントワーヌ・ダンシャンが示唆したように、ゲーデルの定理を生物学に当てはめた場合、それは《生物学に固有のいくつかの書き換え法則にしたがって発現しつつ、システムを破壊してしまうようなある短いＤＮＡの存在を証明することに相当するだろう。これはまさにウィルスＤＮＡの場合にあてはまる。[43]》生命倫理学がかかわるとすればこの点であろう。たしかにウイルスＤＮＡは精巧な技術、たとえばある特定のタンパク質の特殊な遺伝子を識別するために逆転写酵素（リバース・トランスクリプターゼ）を用いて伝令ＲＮＡの情報を転写するというポリメラーゼ連鎖反応[44]などの技術によって広く用いられている。この手法については後でまた触れるつもりだが、これを用いれば生み出される核酸配列を抽出した後で選択的に倍に増やしていくことができる。しかしながらこの方法は高い精度を要するため、単純な操作の誤りが原因で病気を引き起こしうる遺伝子を融合してしまう可能性がある。このような改竄（かいざん）が生じてしまうのはあらゆるレトロ‐ウイルス現象に共通のあるプロセスによってであり、特に後で検討するエイズ・ウイルス（ＨＩＶ）はこのレトロ‐ウイルス現象に由来している。言葉を換えれば、ビオスがゾエに対して実行しうる遺伝子操作の《自然な》制限は病気や死によって現実のものとなる。そこからさらに《生理学的》なある制限方法を検討する必要性が生まれるのである。

Ｊ・ラドリエールが用いた表現を現代生物学に適用してみると、この専門分野は有機的な反射されるもの（reflété）を科学的な反射するもの（reflétant）と同質にしようと試みていると言えるだろう。しかし、このような同質化は主として技術的なレベルだけにとどまり、生物学者が生命に対して有効に働きかけることだけを助ける。生命は実験がもたらす大混乱に直面するが、それでもやはり自らに固有な、つまり生物学者によって誘導されたものではない不均質な過程に応じて変化し続けるのだ。

プロメテウスと生命‐語用論的問題

ロベール・ミスライが言うように、生物学が潜在的にはらむ危険性に直面したときに感じる《訳の分からぬ不安》は、《科学の進歩の豊かさと、ひとびとが実践的選択を納得のいくように正当化する、つまり実践的選択を基礎づけるために自由に使える諸概念の乏しさとの間の隔たり》から生じる。[45] 別な言い方をすれば、先に触れた反射するものと反射されるものの論理的な隔たりに結びつく「生体外の生命」と「生体内の生命」のずれは、一般的に力（pouvoir）と責任（responsabilité）との間にある不均衡を映し出しているものとして把握される。次のことを想起しておきたい。クロード・レヴィ‐ストロースによれば、このようなずれこそがまさしく神話を生み出し、神話が成立しうるのは《宇宙はそれが何を意味するかが分かるずっと前から意味をもっていた》という事実によってである。人間に働きかけてくる記号があふれている一方で、自分が自由に使える意味がつましく限られているというこのギャップを人間は受け入れることができない。そこで人間は《「記号内容（シニフィエ）」をすでに積んでいるある内容に補足的な象徴的内容をさらに付け加える必要性を示しているのにもかかわらずなんらかの価値をもちえてしまうある記号》を用いることによってそのような不足を補っている。[46] 生命倫理学の場合、プロメテウスの神話に救いを求めることはまずまちがいなくこのタイプの文化のメカニズムから生じている。[47] このように生命倫理学に関する言説の大部分は不足した意味と関係づけられるにちがいないし、不足した意味とは最終的には生命そのものを指し示す。[48]《恐れに基づく発見術》と名づけられる態度を越えて、生物学者の《神》への自己同一視―これにより弁神論から遺伝的弁人論[49]へ移行する[50]―がどのような条件下で可能なのかを有機体の見地から分析する必要があるだろう。[51]

このような生物学者の神への自己同一視は、まず第一にビオスとゾエを同一視する試み、すなわち科学的な諸手順と有機的プロセスそのものを同一視する一つの試みであると考えられる。この意味で、生物学の《プロメテウス的精神》を検討するためには、われわれが《生命の語用論》と呼ぶものを分析する必要があろう。この《生命の語用論》によって生理状態〔健康な状態〕における生体の《遂行的》な側面を何よりもまず正確に見極めることができる。これについてはまえがきですでに触れあとでまた改めて分析するので、ここでは次のことだけを指摘しておきたい。ガン生成またはレトロウイルス感染のようないくつかの病理状況における細胞の遺伝情報は、改竄（かいざん）されて生体にとって全く未知のタンパク質生合成の形式で翻訳された核酸情報あるいは核酸言表によって変質してしまっている。一方、生理状態での遺伝言語は常に細胞伝達システムに統合される《暗黙の遂行的》言表の連続であるが、先ほど述べたいくつかの病理状況では《あからさまな遂行的》言表が生み出される。それゆえに病理学は自らを参照する一種の《プロメテウス的語用論》を構築し、その《フィアット＝決断[52]》は生体へと向きを変え、アリストテレスにおいては生命組織の根源にあって《精神の》個性としての《魂》を指していたゾエの完全性そのものを脅かすのである。

この語用論的アプローチは次のことを示唆する。それは病理学／生理学という対比が生命倫理学にとって操作的な一つのモデルとなりうるということだ。またこのモデルはいずれまちがいなく提起される〔生命倫理学の〕諸問題に直面したとき、次のような相反する二つの研究タイプを区別する責任を負うだろう。一方の研究では《あからさまで遂行的なプロメテウス》モデルを選ぶ傾向が、それがいかにわずかな傾向であっても表明される。このモデルにおいてはビオスがゾエを変化させることを目指している。そして他方の研究では生理学的傾向をもつ《暗黙の遂行的》モデルが優遇され、このモデルにおいては、生体内の生命がもつ特性が尊重される。このような理論的態度を取ることによって、全能の生物学を盲目的に信じることと、生命についての研究はどのようなものであれ行われるべきではないと感じる本能的な不安を信じることの硬直した対立関係を乗り越えることができるだろう。

次にこのアプローチを発生学の領域で試してみようと思う。発生学の領域では、生成していく有機体とその心的構成要素のいくつかの芽生えがどのような形態で相互に関係しているのかが特定されている。まず最初に発生の弁証法の理論的な諸条件について検討してみよう。

注

（1）※アメリカのケネディ倫理研究所が発足した年のことであろう。一九六九年にニューヨークに世界で最初の生命倫理学の研究所としてヘイスチングスセンター（Hastings Center）が設立され、一九七一年にはジョージタウン大学に大学付属研究所としてケネディー倫理研究所（Kennedy Institute）（「人間の生殖とバイオエシックスの研究のためのジョゼフ、ローズ・ケネディーセンター」）が設置された。この新しい学際的研究は発展し、系統的な学問体系として確立されていき、バイオエシックスと命名された。一九七二年からケネディー倫理研究所では百科事典を編纂し始めた。『生命倫理の成立―人体実験・臓器移植・治療停止―』（香川知晶、勁草書房、二〇〇〇年）、特に「三　国家委員会と生命倫理の成立」参照。

（2）※訳注「ミネルヴァの梟は、黄昏時に飛び立つ。」は、ヘーゲルの『法の哲学』序文にあり、ここでは《認識が事の最後に現れる》という意味で用いられている。

（3）*Biologie et Société. Le matin des biologistes. n° spécial de la revue Raison Présente.*〔雑誌『Raison Présente』の特集号〕57(1980).〔「生物学と社会―生物学者の夜明け―」〕参照。

（4）ジャン＝ピエール・シャンジュー（Jean-Pierre Changeux）、Penser la bioéthique : un débat philosophique. in *Mots／Les langages du politique.*44(1995)p.124.

（5） F.Gros, F.Jacob, P.Royer, Sciences de la vie et société. *Rapport presenté a Mr le Président de la République.* p.288

（6） Université Paris VI et Paris VII, 8 et 9 novembre 1995.〔パリ第六・七大学、一九九五年十一月八、九日〕

（7） ※訳注 ①真に知っているか否かを問わず、自分でそうと思っている意見。②〔社会学〕ある時代、ある社会の成員が自明なこととして受け入れている意見。⟷エピステーメー（épistémé）

（8） *Fondements naturels de l'éthique.* Sous la direction de J.P.Changeux, p.15.〔『倫理は自然の中に根拠をもつか？』、ジャン＝ピエール・シャンジュー監修、マルク・キルシュ（Marc Kirsch）編、松浦俊輔訳、産業図書、一九九五年〕

（9） *ibid.* p.17〔※訳注 『利己的なサル、他人を思いやるサル―モラルはなぜ生まれたのか―』、西田利貞、藤井留美訳、草思社、一九九八年』、「ロバート・トリバースが一九七〇年代はじめに打ち出した「互酬的利他現象」の理論では、交換の発想がその柱となっており、それより数年前にウィリアム・ハミルトンが唱えた「血縁選択」とは大きく異なっている。もっとも、この二つの理論が矛盾しているわけではなく、むしろうまく補いあっている。こうした利他現象で、行為者の生殖の機会が失われることがあっても、遺伝子が次世代に伝わることまで妨げられないのだ。行為者と血縁関係にある者は、遺伝子の構成が似ており、ときにはまったく一致していることもある。血縁者はそんな遺伝子を広めることで、行為者から受けた便宜を有効活用しているわけだ。遺伝子のレベルで見れば、親族を助けることは自分自身を助けることにほかならない。」（二二二

〜一二三頁）参照。〕

（10）フランス・ドゥ・ヴァール（Frans de Waal）、*Le bon singe. Les bases naturelles de la morale.* Trad. franç.p.173.〔『利己的なサル』、一二三〜一二四頁〕、P.Kitcher, The Evolution of Human nature, in *Journal of Philosophy* 90(1993), et L'origine de la morale, in *La Recherche.*296(1997)参照。

（11）ジェイムズ・レイチェルス（James Rachels）、*Created from animals. The moral implications of darwinism.* pp.66-67.

（12）J.P.Changeux et P.Ricœur, Ce qui nous fait penser, *La nature et la règle*, p.212.

（13）※訳注　タルムード（le Talmud）ユダヤ教の律法や宗教的伝承、解説などを集めた書。

（14）※訳注　トーラー（la Thora＝Torah）①モーセ五書　②律法（教え）を指す。「彼ら〔ユダヤ人〕が到達した解決策はトーラーの一語をもって言い尽くせよう。ふつう誤って《律法》と訳されるこのヘブライ語は、実は、《教え、指示》を意味する。捕囚地のユダヤ人にとっては、それは過去から伝えられてきた成文ならびに口承の教えの総体を指す言葉であった。」『タルムード入門Ｉ』（Ａ・コーエン著、村岡崇光訳、教文館、一九九七年、三六頁）

（15）R.A.H. Schur, *Thorat Haim*, T.1.p.24.

（16）O.J.Flanagan, *Is Morality Epiphenomenal? The Failure of the Sociobiological Reduction of Ethics*〔「道徳は付帯現象なのか？—倫理学の社会生物学的還元の失敗—」、in *Philosophical Forum*, 13(1981-1982)参照。

（17）H.G.Liddell and R.Scott, *Greek-English Lexicon.*〔『ギリシャ語 - 英語、用語集』〕pp.316&758.

(18) E.Franck, Das Leben bei Hegel und Aristoteles, in *Wissen, Wollen, Glauben*, pp.248-249.

(19) *ibid.*

(20) ※訳注　原文は le Stagirite で、アリストテレスを指す。アリストテレス（384-322 B.C.）は、マケドニアの街スタギラ Stagira に生まれた。

(21) アリストテレス、*Analytica Priora.* I.I.24 b.26-28.〔『分析論前書』、アリストテレス全集1、山本光雄他訳、岩波書店、一九七一年、「ところで「全体のうちにおいてある」、すなわち、あること〔乙〕が全体としての他のあること〔甲〕のうちにおいてあるということと、あること〔甲〕が他のあること〔乙〕の「すべてについて述語される」ということとは、同一である。」（一八四頁）〕

(22) J.Moreau, Aristote et la vérité antéprédicative, in *Aristote et les problèmes de méthode.* Symposium aristotelicum, p.33.O. Hamelin, *Le système d'Aristote*, p.181.参照。

(23) J.Moreau, L'éloge de la biologie chez Aristote, in *Revue des Études Anciennes*, LXVI(1959),p.60.

(24) カンギレム、Le concept et la vie, in *Etudes d'histoire et de philosophie des sciences*, p.362.〔「W　概念と生命」、『科学史・科学哲学研究』、金森修監訳、法政大学出版局、一九九一年、四二四～四二五頁〕

(25) F.Nuyens, *L'évolution de la psychologie d'Aristote*, Trad.franç, p.159

(26) ヴァレラ、Autonomie et connaissance, *Essai sur le vivant*, Trad.franç.〔「自律性と認識」、『生命についてのエセー』（仏訳）〕pp.53-55.

(27) P.Magnard, Pour une éthique du vivant, in *Ethique. La vie en question*.2(1991)p.17.

(28) ヤン・ウカシェーヴィチ（Jan Łukasiewicz）、*La syllogistique d'Aristote dans la perspective de la logique*

formelle, Trad. franç. p.210.〔『現代形式論理学の観点からのアリストテレスの推論式』〕〔※訳注　ウカシェーヴィチはポーランドの論理学者。該当箇所（英語版）を訳すと以下のようになる。「プラトンのイデア論の影響下で、アリストテレスは普遍的用語という論理を発展させその必要性を説いたが、わたしの考えではその見解は哲学にとって大きな不幸であった。アリストテレスにとって、本質的な特性を物体に帰する諸命題は事実に基づいているだけでなく必然的に真であった。この誤った定義が諸科学を二つのグループに分割させていく長い歴史の始まりであった。二つのグループとはつまり、論理学や数学などのような必然的な定理から成り立っている演繹的（*a priori*）諸科学と、おもに経験にもとづく実然（確然）的な言明から成り立っている帰納的（*a posteriori*）諸科学である。」、*Aristotle's syllogistic : from the standpoint of modern formal logic*, Oxford, Clarendon Press,1957,p.205〕

(29) ルドルフ・カルナップ（Rudolf Carnap）、*Les fondements philosophiques de la physique*. Trad.franç. p.168.〔『物理学の哲学的基礎―科学の哲学への序説―』、ルドルフ・カルナップ、マーチン・ガードナー編、沢田允茂、中山浩二郎、持丸悦朗訳、岩波書店、一九六八年〕

(30) W.M.Elsasser, A Form of Logic Suited for Biologyin *Progress in Theoretical Biology*,6,1981,p.35.〔「生物学に適した論理形式」〕

(31) I.Persson, Genetic therapy, identity and the person-regarding reasons, in *Bioethics*.9.1(1995)16-31.

(32) ※訳注　「まえがき」の注(45)を参照。

(33) ※訳注　原文は bio-logique

（34）ニールス・ボーア（Niels Bohr）、*La théorie atomique et la description des phénomènes,* Trad.franç, p.19〔『原子理論と自然記述』、井上健訳、みすず書房、一九九〇年、「ある観測を原子理論の立場から可能な限り完全なものにしようとすれば必然的になるその種の観測による介入（インターフェレンス）は、当の生体組織（オーガニズム）の死をもたらすことになる以上、物理的概念を用いた生命現象の分析に対しては一つの基本的な限界が置かれている、という事情がさらに加わるということである。」（三十一頁）〕

（35）P.Destouches Fevrier, Considérations théoriques en biologie, in *Comptes rendus hebdomadaires des séances de l'Académie des Sciences.* T.225.Séance du 1er sept.1947.pp.467-468.

（36）※訳注　原文は zoo-logique

（37）J.Testart, *L'œuf transparent,* p.165.

（38）※訳注　反射するもの（le reflétant）と反射されるもの（le reflété）

（39）J.Ladrière, Les limitations des formalismes, in *Logique et connaissance scientifique,* pp.330-331.

（40）ローゼンベルグ、*Bio-cognition de l'individualité. Philosophèmes de la vie et du concept.,* pp.205-207.〔『個体性の生命 - 認知』〕参照。

（41）※訳注　原文は typogénétique

（42）ホフスタッター、*Gödel, Escher, Bach : an eternal golden braid.,* p.533、〔『ゲーデル、エッシャー、バッハ』、五二七頁〕

（43）アントワーヌ・ダンシャン（Antoine Danchin）、*L'œuf et la poule, Histoire des codes génétiques,* p.180

〔『ニワトリとタマゴ―遺伝暗号の話―』、菊地韶彦、笠井献一訳、蒼樹書房、一九八五年、一八六頁〕

（44） *Polymerase Chain Reaction*（PCR）

（45） Robert Misrahi, *La signification de l'éthique, Pour l'application de l'éthique aux problèmes de la vie et de la santé*, p.11.

（46） クロード・レヴィ-ストロース、*Introduction à l'œuvre de Mauss : Sociologie et anthropologie*, p. XLVIII.〔『社会学と人類学Ⅰ』、マルセル・モース、有地亨、伊東昌司、山口俊夫共訳、弘文堂、一九七三年〕

（47） ヨナス、*Le principe responsabilité, Une éthique pour la civilisation technologique*, Trad. franç. p.331〔『責任という原理』、加藤尚武監訳、三二五頁〕〔※訳注　同書の序文を参照。〕

（48） 本書、第三章を参照。

（49） ※訳注　弁神論は神の本質と存在を理性的に解釈しようとする試みで、弁人論は人間の本質と存在を理性的に解釈しようとする試み。

（50） S.Hauerwas, *Naming the Silences : God, Medecine, and the Problem of Suffering*, W.B.Eerdmans, p.59. 参照。また、雑誌 *The Journal of Medecine and Philosophy* は一九九五年八月号（二〇）で「生物学者の神への自己同一視」のテーマを取り上げている。

（51） M.J.Dhavernas-Levy, Prométhée stigmatisé, L'humain ennemi de l'humanité ? in *Mots／Les langages du politique*, 44 (1995), p.30.参照。

（52） ※訳注　フィアット（le fiat）〔心理学〕意志の働きの一つ「決断」を示すウイリアム・ジェー

ムズの用いた術語。

第二章　発生の弁証法

生命についての論理的なアプローチをとるならば、ヘーゲル哲学の誕生が実証的専門分野としての生物学の出現と時期的に符合するという事実の検討が必要となってくる。実際、一八〇七年に出版された『精神の現象学』はラマルクの『動物哲学』の二年前であるし、ヘーゲルの『エンツュクロペディ（自然哲学）』が出版されたのと同じ一八一七年にキュヴィエの『頭足類についての覚書』が世に出ている。[1] このような単なる歴史的な一致だけではなく、ヘーゲルが『エンツュクロペディ』の「有機体の物理学」で述べているように、生命についての論理的アプローチの重要性を強調する必要がある。ヘーゲルは『エンツュクロペディ』において概念規定の諸形式を発見しているが、それらの概念規定は生物学的アプローチを用いているにもかかわらず、生命科学によって本当にそういうものとして承認されたことはけっしてなかった。したがってヘーゲルが当時の生理学や発生学から借りたいくつかの例を、概念的に関連しているこの二つの分野の歴史の中に置き直しながら分析していく必要があるだろう。

ヘーゲルによると哲学はやって来るのがいつも《遅過ぎる》。《存在が熟したときにはじめて理想が現実の前にあらわれ、現実世界の本体をとらえ、それを知的王国の形態へと再構築するのだ。》(2) この命題はヘーゲル哲学にも当てはまるだろうか？　この問いに対する答えは二重の責務を含んでいるようだ。まず第一にヘーゲルは、その哲学自体が構築したわけではない切り離されたいくつかの内容だけを表す《悟性の哲学（philosophie d'entendement)》と、現実と理性的なものを統合しうる《思弁哲学(philosophie spéculative)》を区別したが、両者の違いをはっきりさせること。次に、《現実についての哲学》すなわち「自然哲学」と「精神哲学」はいくつかの分野を概念的に導き出そうとしたが、それらの分野との間に維持されるすべての関係を解明すること。この二番目の点が何よりもまず対象とするのは、ヘーゲルと当時の諸科学との関係、特に生物学との関係である。

「有機体の物理学」と生理学

「有機体」というパラダイムは、厳密な意味における生物学と同時期に登場したヘーゲルの体系の中できわめて重要な位置を占めている。念のために述べておくが《生物学》という言葉がフランスとドイツで同時に現れたのは一八〇二年で、フランスではＪ・Ｂ・ラマルクの『水理地質学（Hydrogénésie）』において、ドイツではＧ・Ｒ・トレヴィラーヌ

スの *Biologie oder Philosophie der lebenden Natur*〔『生物学、または生ける自然の哲学』〕という著作においてである。[3] ヘーゲル哲学は、体系化された絶対を自らのうちに提示することを目指すことによって、本当のところは自らも内包している伝統的な哲学的諸規定を超えていると主張する。だがヘーゲル哲学がたとえもはやそれまでの哲学ではないとしても、それほどの自負にもかかわらずいまだに一科学でも《普遍的な科学 la science》でもないのである。[4] この逆説的な立場を明確にするために十九世紀の生理学、特にベルナール以降の生理学の知識を援用しながら、ヘーゲルによれば動物的有機体にかかわる合理的諸規定を解き明かすところから始めよう。

《自然哲学者》自らが《自然哲学》の評判を落としてしまったが、[5] ヘーゲルはこの状況から自然哲学を救い出そうとして、まず第一に生命は自然のカテゴリーではなく論理のカテゴリーであるという事実を強調することによって生命を概念化しようとした。生命は《思弁的な》見方でしか理解されえない。よって哲学者の義務は、概念の要請に合致しない自称科学的なアプローチを退けるために、生物学の領域で活動している《概念規定の痕跡》（*Spuren der Begriffsbestimmung*）[6] とヘーゲルが呼ぶものを追求することにある。ヘーゲルの時代の生物学的知識、少なくとも彼が「有機体の物理学」の中に組み入れても良いと判断した知識と、その後生理学が明るみに出すことになる客観的データのギャップに注目しながら、ヘーゲルの厳格なやり方を——当然の相違点は別として（ミュタティスミュタンディス）——彼自身に適用してみることにしよう。ここでは特に解明すべき主要な点を押さえるだけにとどめておく。

まず最初に触れておきたいのは、動物主体を《自らとの関係》における全体とみなすという《形態》（*Gestalt*）の三段論法が、キールマイヤーの理論における三つの契機をそのままなぞっているということだ。一八〇〇年にシェリングが再び取り上げることになるが、感受性（*Sensibilität*）、興奮性（*Irritabilität*）、再生産（*Reproduktion*）の三段論法である。(7) 再生産の問題には後で精神病理学を論じるときに立ち戻るつもりなので、ここでは形態の三段論法における最初の二つの契機についてのみコメントしておこう。

《感受性》の説明（§354）は、『エンツュクロペディー』最終版（第三版、一八三〇年）の数年後に登場する生理学的諸概念の概念的位置の雛型を作っているようだ。特に重要なのは、一八三九年にトッドがその用語を創り上げた求心性情報という概念、また、回帰的感覚、外部受容性感覚、固有受容感覚（＝自己受容性感覚）、内部受容性感覚、そして（末梢、髄、中心における）反射運動を分配する諸段階といった諸概念である。(8) 《興奮性（被刺激性）》という概念（§354）は横紋筋繊維と平滑筋繊維の区別、迷走神経と交感神経の区別を統合するという価値をもつだろう。(9) また、心周期の多様な段階にも関連づける必要があるだろう。[10]

《消化吸収》の三段論法はいくつかの生理学的規定に関係しているが、これらの規定は、ヘーゲルの手による感染現象の研究（§364）とE・メチニコフが一八九一年に発見した細胞免疫の基本的メカニズムによって補われ完全なものとなるにちがいないだろう。[11] また、胆汁の量の制御において腸と肝臓を循環している胆汁酸塩が果たしている役割も明確にしなくてはならないだろう。ヘーゲルはそれを脾臓に関係づけている（§364）（I・タルシャノフが脾臓の生理学的性質を解明し始めたのは一八七四年になってからである）。そして最後に、消化メカニズムの諸段階の説明。つまり、食物の生化学上の変化、食物の吸収、残留物の排泄などである。[12]

注目すべきなのはヘーゲルが参照したL・スパランツァーニの研究[13]が、力学的または化学的ないかなる変化もしない消化の直接形式についてしか検討を加えなかったということである。[14]

胚形成の問題

「有機体の物理学」の全般的な構成における植物は、[15] 繁殖しながら同時に、地質がもつ普遍的中立性をより高い次元に統合しているので自らとともに概念を媒介している。しかしながら植物が真の個体性をもたずに成長するという点を考えると、植物が示しているのは類に特有な過程の《暗示》(*Andeutung*) に過ぎない。[16] 芽を出す植物の外在性が、自らに集中した個体性の自己を再生する現実的統一性へとより高い次元に統合されるのは、ただ動物的有機体と共にである。[17]

過程という観点からすると、《個体発生》の過程が完了した契機を《形態》の中に見ることができ、この過程の諸規定もまた三つの概念的な契機もしくは《三段論法》を表している。それぞれの契機は、第三五二節の言葉に従うならば、《それ自体として実体的な統一性をもつ同一の統合》である。[18] つまり、全体はしだいに具体的で複雑になるやり方で、ある同じ実体を個別化させていく。そしてこの実体は《形態》の諸契機に従って規定されることになる。次のことははっきりさせておきたい。ヘーゲルは受精についていろいろ言及しているが、それは類の発生についてであって[19]《形態》の発生について言及しているわけではない。ただし概念的なレベルでは、《類》はただ直接的な個体性の諸規定の結果としてだけではなく、《実質的な個体性の基盤》としても現れるため[20]《形態》の基盤を表していることにもなるのである。

ここで注記しておくが、一八二七年、つまりヘーゲルが『エンツュクロペディー(*Enzyklopädie*)』の第二版を出した年に、K・E・フォン・ベーアが雌犬の卵巣に哺乳類の受精卵（卵子）を発見した。[21] もしヘーゲルが生前に『エンツュクロペディー』の第四版を書くことができたならば、受精についての省察を見ればわかるように、本文中か少なくとも注の中にこの科学の進歩を必ず書き込んだにちがいない。ただし次のことはおさえておきたい。ヘーゲルによれば有機体の性質は歴史をもたない。なぜならば有機体の性質は、生命の普遍性と、互いに外部に位置するという生き物の多様性との間にどのような媒介ももたらさないでからである。一八一五年にヘーゲルが《発生（発展）》（*Entwicklung*）の概念を有機体の性質に適用したのは、まさに有機生命体が面倒な《負》の作用とは関わりがないことを示すためであった。というのも《概念と、概念の実現（*Realisierung*）との間、そして潜在的な胚の本質と、この本質に対するその現実存在の適応過程との間は、けっして中断されることがない》[22] からである。この胚の例に関しては、ヘーゲルが十九世紀の上半世紀にはすでによく発達していた「植物の発生学」[23] を参照している反面、当時再構築の真っ最中であった「動物の発生学」[24] についてはそっけなく記しているというアンバランスが見られる。このように相対的に語られていない側面があるので、あらためてヘーゲルの概念体系と発生学を比較対照してみることにしよう。

記述的な発生学によって、あらゆる後生動物[25] における個体発生の諸段階の連続があきらかにされた。個体発生の最終段階である器官形成が《形態》の過程に固有の諸規定にかかわっている。これらの規定が、理念（イデー）の自然存在の中から論理的《生命》の概念的契機を取り戻すという意味において、《生命》の最初の三段論法、すなわち《生命体内部の過程》[26]の三段論法が胚形成の中にはっきり表れていると見ることができる。普遍性との関係において重要なのは《受精》であるし、特殊性（特性）との関係では《形態形成》であり、個別性（特異性）との関係においては《器官形成》となる。ヘーゲルの用語を援用するならば、胚形成を通してわれわれの眼前に浮かび上がってくるのは、まず第一に《生命と自らとの間の単純な関係》、第二に《自らの内部で分裂する》生命、最後に《四肢や内臓器官の内的な違い》にもとづく生命の復元、となるだろう。[27]今度はこれらの概念的契機を胚形成のそれぞれの結果にあてはめてみることにしよう。

胚形成の弁証法

胚形成における三つの主要な過程は先に抜き出した三過程（三段論法）に対応し、それぞれの過程はその内部において三つの段階を経て決定されるようである。

（1）受精〔普遍性との関係〕

受精の力動性によって受精卵は左右相称を獲得できる。アンセルとヴィンテンベルガーによる両生類についての研究（一九四八年）は、後にクラヴェールの鳥類についての研究によって証明されたが（一九六六年）、それにより以下の三つの本質的な契機があきらかとなった。

（a）受精卵の活性化…カエルの受精卵の皮膜は、精子が浸透してから十分後に変化する。

（b）皮膜から解放された受精卵が平衡を保つ回転…受精卵はその後、自らの重みに従って原始卵黄囊（のう）の位置を決める。

（c）対称化の回転…この回転により、受精が始まってから二時間後に、受精卵は左右相称を示し、《灰色三日月環》の形成によって具体的な形を成す。《灰色三日月環》はのちに胚の（原口）背唇部となる。(28)

このように受精卵は最初の未分化状態をいわば《より高い次元に統合する》。受精卵は、自らに固有の《中心》を見出すことによって、E・ウォルフが《普遍から特殊》への移行と名づけたことを遂行する。実際、脊椎動物の場合、受精卵はまず最初にさまざまな《抽象作用》を示しているのである。《抽象作用》とはいくつかの《軸―つまり極性のいくつかの方向〔前後軸（頭から尾へ）、背腹軸（背から腹へ）〕―》である。(29)

(2)　形態形成〔特殊性(特性)との関係〕

形態形成は遺伝の《潜在性》が分裂して個別化する一つの作用であり、[30] 以下の三重の過程によって特徴づけられる。

雌鶏のケースであるが、まず最初に受精卵の卵割(a)が起こり、最初の卵割の時点から現れる《生殖質の円盤》[31]の細胞分化が続く。

次の過程は原腸形成(b)であり、これはパンダー[32]の観察に基づいてK・E・フォン・ベーアが明らかにした《発生学の胚葉》の配置に対応し、神経胚形成の初期にあたる。

第三過程となる胚の塑像(c)においては、《ねじれ》運動やその後の《屈曲》運動を伴いながら、神経板、原体節、心臓血管系(…)などが相次いで現れる。[33]

実験発生学は形態形成の過程が《動物性》と《植物性》という二重の極性を配置することを明らかにした。[34] そしてこの二重の極性自体、《調節》や《決定》といった現象によって規制されている。《調節》はヘーゲルが《生命体内部の分裂》と呼ぶものに相当し、《動物性》／《植物性》勾配という唯一の質的対立によって生じる《全形成能(全能性)》を受精卵に与える。両生類における全形成能は原腸形成の期間を通して働いているが、《決定》現象を生じさせるために《神経》段階(神経期)で失われる。[35]

（3）　器官形成〔個別性（特異性）との関係〕

細胞は形態形成段階から同等のカテゴリーごとに集まっていて、（胚からの）組織形成と器官形成がおこなわれる間に《移動》を実行する。[36] 概念的に言ってこの《移動》は、ヘーゲルの言葉を用いるならば、ある有機生命体を構成する諸システム全体に対して《形態》がおこなう分配に相当する。

K・E・フォン・ベーアは器官形成を生殖質の最初の二枚の葉から派生する四枚の生殖質の葉に基づいて理解していたが[37]――R・レマーク[38]によって胚葉の数が三枚だと確定される十五年前に――ヘーゲルは概念の三契機の現実化を神経系・血液系・消化系に関連づけていた。[39] これら三つの体系こそがまさに胚形成における三胚葉からの派生物だと指摘することは重要だ。神経系は外胚葉から生じ、循環器系は中胚葉から、そして消化器系は内胚葉から派生するのである。

《形態》によって二重に導かれる分化にしたがって、二つの過程の連合作用から器官形成が生じる。

（a）〔誘導〕《胚の分化を誘導するある中心》に基づいて――動物のはっきりと限

定された器官が対応している――ある胚の部域から別の細胞層へと形態形成の割り振りを誘導すること。[40]

（b）〔融和〕――動物性・植物性勾配に従って――胚の成分全体のレベルで誘導された諸規定が融和する過程。[41]

最後に付け加えておくが、内胚葉から器官形成によって配偶子の分化や性の分化も生じる。この分化は有機生命体が外界と結ぶ他性関係を規定する。

ヘーゲルの方法論は現代生物学にとって今なお現代的意義をもっている。[42] したがって、真に弁証法的な科学論は、さまざまな理論的領野に対して分野別に異なる試験の場を見出すだろう。ヘーゲルのいくつかのテキストを厳密な仕方で操作的に読解することは、一般的には区切られている分野同士を関係づけられるので実に豊かで意義があると思われる。それぞれの専門分野に特徴的な概念内容を探り直すことによって、科学全体に固有の一貫性という問題を提起し直すことができるだろうし、したがって『エンツュクロペディー』の実証的内容に今日的な意味を与えることができるだろう。次章ではこのような観点を現代発生学の領域で展開し、発生学がまさしく認知機構にかかわる分野に貢献したことを明確にしてゆきたい。

注

（1）ローゼンベルグ、*Bio-cognition de l'individualité. Philosophèmes de la vie et du concept*, pp.51-66〔「個体性の生命 - 認知」〕参照。

（2）ヘーゲル、*Grundlinien der Philosophie des Rechts*, Vorrede.〔『法哲学講義』、長谷川宏訳、作品社、二〇〇〇年、六一九頁〕

（3）ゴットフリート・ラインホルト・トレヴィラーヌス（Gottfried Reinhold Treviranus）、*Biologie oder Philosophie derlebenden Natur fuer Naturforscher und Aerzte*）〔『自然探求者と医師のための生物学、または生ける自然の哲学』、六巻、ゲッティンゲン、一八〇二―二二年〕

（4）R.S.Cohen と M.W.Wartofsky の共著、*Hegel and the Sciences (Boston Studies in the Philosophy of Sciences*, 64, 1984)〔『ヘーゲルと諸科学』〕でこの問題が明確に論じられている。

（5）ヘーゲル、『エンツュクロペディー』、1830,II, Zusatz§246.〔『自然哲学』、上巻、「近年になってあからさまになった自然哲学の理念が、この理念の発見がもたらした最初の満足がえられると、思索する理性によって育てられる代わりに、未熟な人々〔シェリング派〕の手で粗雑にとらえられ、その結果、その敵によって打ち倒されるというよりは味方によって打ち倒されてしまったと言っていい。」（一頁）〕

引用しているのは、後にズールカンプ版によって修正された、《口頭の付記》を含む E.

Moldenhauer, K.M.Michel 版（一八三二～四五年）である。その他のヘーゲルのテキストについては、Felix Meiner 社が修正したラッソン版を参照している〔『自然哲学』（上下、全二冊）、加藤尚武訳、一九九九年、岩波書店〕。

（6） *ibid.* Zusatz.§337,p.338.

（7） キールマイヤー（Kielmeyer, Carl Friedrich 1765-1844）, über das Verhältniss der organischen Kräfte untereinander in der Reihe der Verschiedenen Organisationen, die Gesetze und Folgen dieser Verhältnisse,1793.

シェリング、Allgemeine Deduktion des dynamischen Prozesses, in *Sämtlich Werke*, Herausgegeben von V.K.A.Schelling. Stuttgart und Augsburg 1856-1861,IV, p.7 参照。

（8） R.Riese, *A History of Neurology*, 1959.〔『神経学の歴史』〕参照。

（9） ※訳注　収縮期と弛緩期からなる心臓の活動周期のこと。

（10） E.Radl, *History of Biological Theories*, 1930.vol.II.〔『生物理論の歴史』、第二巻〕参照。

（11） E・メチニコフ（Élie（Illia）Ilitch Metchnikov）、*L'immunité dans les maladies infectueuses*, 1901.〔『感染症における免疫』〕

（12） クロード・ベルナール（Claude Bernard）、*Mémoire sur le pancréas et le rôle du suc pancréatique dans les phénomènes digestifs*.1856.参照。

（13） ラザーロ・スパランツァーニ（Lazzaro Spallanzani）、*Expériences sur la digestion de l'homme et de différentes espèces d'animaux*, Trad.franç.1783.〔『人間およびさまざまの種類の動物の消化について

の実験』〕〔※訳注　スパランツァーニはイタリアの生物学者。前成説の強力な支持者として知られている。自然発生説を実験的に否定。〕

（14）ヘーゲル、『エンツュクロペディー』、1830.II.§§365.Zusatz.〔『自然哲学』、下巻、六二九、六三八頁〕

（15）※訳注　著者はここで sursumer という動詞を、弁証法におけるアウフヘーベン（止揚）するという意味で用いている。辞書にない言葉であるが、哲学用語の subsumer（シュプシュメ）は、〔個体を種に、種を属に包摂する〕という意味で用いられるので、接頭辞 sub（「下・従・亜・次・副」の意）を逆の意味をもつ sur（「超越・過剰・極度」の意を表わす）に変えて造語したようである。よって、「止揚する・二つの矛盾した概念を更に高い段階に統一する」という意味を念頭におき文脈に応じて訳し分けた。

（16）*ibid.*§§348.p.419.〔『自然哲学』、下巻、「こういう区別は、類的過程の始まりと暗示以上には出ない。」（五四四頁）〕〔※※訳注　genre　①哲学では類。類概念。②分類学では属。属は種と科の間の階級。〕

（17）*ibid.*§§349.p.429.〔『自然哲学』、下巻、五五八～九頁〕

（18）※訳注　『自然哲学』、下巻、五六七頁参照。

（19）*ibid.*§§369.Zusatz〔『自然哲学』、下巻、六七五～六七八頁〕

（20）J.Biard, D.Buvat,J.F.Kervegan, J.F.Kling, A.Lécrivain, Introduction à la lecture de la *Science de la Logique* de Hegel, T.III.p.378.参照。

(21) K・E・フォン・ベーア（Karl Ernst von Baer）、*De ovi mammalium et hominis genesi* (1827).〔『哺乳類及び人間の卵の起源について』〕

(22) ヘーゲル、Die Vernunft in der Geschichte, p.151.〔『歴史における理性（＝歴史哲学の序論）』、『歴史哲学』、武市健人訳、岩波書店、上巻、九一頁〕

(23) ヘーゲル、『エンツュクロペディー』、1830,II.　Zusatz∞348,pp.422-425.〔『自然哲学』、下巻、五四五〜五五七頁〕

(24) J.M.Hoppenheime, *Essays in the History of Embryology and Biology*,〔『発生学と生物学の歴史について』〕p.295-307.参照。

(25) ※訳注　原生動物を除くすべての動物の総称。

(26) ヘーゲル、*Enzyklopädie der Philosophishen Wissenschaften* 1830,I.∞218.〔『小論理学』、下巻、松本一人訳、岩波書店、一九五二年、二一七頁〕

(27) *ibid.*Zusats p.375.〔『小論理学』、下巻、二一八頁〕また、*Wissenschaft der Logik*,1813,II, p.421-423.〔『大論理学』〕参照。

(28) C.Houillon, *Embryologie*,〔『発生学』〕pp.31-33.参照。

(29) A.Dollander et R.Fenard, *Embryologie générale*, T.I, p.179.〔『一般発生学』〕中の引用より。〔※訳注　四肢の形成では、前後軸と背腹軸の他に、基部 - 先端部軸（体本体から肢がのびる方向へ）という軸がある。〕

(30) R.Bernier, Potentialités morphogénétiques et auto-organisation, in *Archives de Philosophie*,47,1984,

pp.531-532.参照。

（31）※訳注（鳥類と爬虫類における）生殖三日月環（germinal crescent）。

（32）※訳注　Christian Heinrich PANDER

（33）C・M・チャイルド（C.M.Child）、Axial gradients in the early development of the starfish, in *American Journal of Physiology*,37,1915,p.203.参照。

（34）S・ヘールスタディウス（S.Hörstadius）、The mechanics of sea urchin development studied by operative methods, in *Biological Review*,14,1939,p.132.

（35）ルイ・ガリアン（Louis Gallien）、*Problèmes et concepts de l'embryologie expérimentale*, p.278〔『実験発生学の諸概念と諸問題』〕

（36）J.A.Weston, The migration and differentiation of neural crest cells, in *Advances in Morphogenesis*,8 (1970),p.41.参照。〔※訳注　移動（migrations）〕

（37）G・カンギレム、*Du développement à l'évolution au XIX*^{ème} *siècle*, pp.19-20.〔『発生から進化へ』（G・ラパサド、J・ピクマル、J・ウルマンとの共著）〕参照。

（38）※訳注　レマーク（Robert Remak）の三胚葉説。

（39）ヘーゲル、*Enzyklopädie der Philosophishen Wissenschaften* 1830 II§354,p.457.〔『自然哲学』、下巻、五七三頁〕

（40）※訳注　部域―〔生物学〕胚発生または再生での器官・組織の予定領域。

（41）Houillon, *Embryologie*,〔『発生学』〕pp.66-69.参照。

（42）　G.Chapouthier, Information, structure et dialectique des êtres vivants, in *La Pensée*, 200, 1978, p.73.参照。

第三章　発生と認知

哲学はその始まりから生命の発生の問題に直面していた。それゆえに近代に至るまで、哲学者にとって胚はごくあたりまえの考察対象の一つであった。[1] それでは現代科学論もこのような伝統を考慮に入れる必要があるのだろうか？　この問いに対する答えは、発生期の認知の問題を解明しうるある《精神の発生学》を構築できるかどうかにかかっている。そうするために外見上は大きくかけ離れているように見える二つの研究分野を比較検討してみたい。二つの分野とは発生学と認知科学である。

このような視点は以下の二つの理由によって正当化される。一つには歴史的次元であり、もう一つの理由は現在の科学論に起因する。

（1）　認知行動の生成についての問題は、哲学・心理学・生物学にもかかわっていると思われるがこの問題によって、M・メルロ‐ポンティがすでに示唆しているように、意味という観念を生命のカテゴリーに付け加えることができる。[2] この点に関しては、行動の問題を真剣に考察することこそが神経発生学の出発点

であったことを指摘しておこう。(3)

（2）　認識科学の発展によって、自然物と人工物との間の距離をせばめるためにさまざまに異なる伝統的な諸分野の適用領域を統合することができた。(4) 行動の問題に関してはD・O・ヘッブが一九四九年にいちはやく採用した研究の方向性(5)によって、古典的な心理学の諸概念を神経生物学の用語で考え直すことができる。この観点からすると神経発生学は方法論的な変動の真っ只中にあるとはいえ、認知の力と意味の力の生成を説明できるように思える。

胚形成と認知力の基盤

ある成体〔成人〕の諸機能を規定するあらゆる過程は胚の発達によって説明できる。(6) したがって、有機的な胚形成と個々の知性の発生を意味する《精神の発生学》との間に類似性を見出すのは妥当なようである。(7) 実際、生成や構造といった諸問題を超えたところに認知の現実の基質という問題が浮かび上がる。〔認知は〕それ自身が生命システムである一観察者の手に委ねられる必要があるという意味において、認知の基質とは生命の源なのだろうか？　H・R・マトゥラーナのような研究者はこの問いに最初は肯定的に答えるが、(8) 最終的には神経系から独立した認知機能を定義するに至る。

〔ある認知システムが関わっているのは〕ある相互作用領域であり、このシステムは相互作用のうちで自己維持的に行為しうる。認知のプロセスとは、この領域で現在行動している現実的（帰納的）な行為である。[9]

M・アンベールが指摘するように、一般に《認知のさまざまな働きの説明は、神経学的説明に比べて相対的に自律性を享受している。[10]》したがって、物理・生化学的相互作用の中枢でしかない原始的な生物を見れば分かるように、一つの神経系をもつことによって、そのシステムにおける相互作用の領域を押し広げることができる。このような領域の拡張により、抽象的なつながりを用いて有機体の内的構造を変更できる。けれども、認知を神経系から独立させることは、連続する個別化の一つの行為として認知を絶えず定義し続けることである。つまり、認知は一つの問いであり、その問いに直面した生物は、《構造と機能の立て続けの組み合わせ》を通して、場合によっては違ったものになるさまざまな答えを出してゆかねばならない。[11]それゆえに役に立ちそうなのは認知メカニズムが成立する諸条件を個体発生におけるより一般的な現象に関連づけることである。個体発生とは、個体が中心となるさまざまな出来事を統合し、常に準安定状態を保っている一過程と定義できる。このような漸進的な統合過程が成立し続けるためには、ある種の異種同形体を含むいくつかの機能的なシステムの創発がどうしても必要となる。

B・グッドウィンによれば、胚形成は認知力の《存在根拠（ratio essendi）》であり、それにはいくつかの理由がある。

（1）胚における生命の諸過程と成人の行動における諸段階を規定する諸過程との間には真の連続性がある。たとえば、海中に棲息するヒドラである《クダウミヒドラ》の器官再生に関する研究が明らかにしたことによると、細胞によって機能するのは、物質代謝と被刺激性という電気化学的には同じ特性である。これらの特性が、触手状の突起を使って、環境が与える刺激に対して反応する形態形成物質の合成を命令しているのだ。[12]

（2）胚形成は《状況に非常に敏感である》。たとえばウニの発育におけるセロトニンの役割についての実験によって、細胞表面の諸特性が変質した場合、特にウニのその後の行動を指揮する偽足（仮足）[13]の形成が修正されることがわかった。胚は、修正を働きかけられると反応し、新しく生まれた器官の活動を調節しながら形態形成のさまざまな領野全体を再構成する。[14]

（3）胚はいくつかの《仮説》として受け取った刺激を処理するが、この刺激は生合成の開始をつかさどっている。単為生殖の活性化現象の例として、刺された針によって、あるいは浸透の衝撃によって刺激を与えられた受精卵をみてみよう。この場合の受精卵は「受け取った刺激は本物の精子からのものである」という《仮説》を採用し、半数性のゲノムをもつ個体に特有の分化メカニズムを配置することによってその刺激に答える。[15][16]（4）　刺激はまず最初に胚の免疫系によって《検査》され、次にたいていの場合《仮説》が《修正》されるがこの修正がいつも完璧だとは限らない。実際、ハンス・シュペーマンの研究以来、発生学は繰り返し《キメラ》[17]を創り出してきたが、[18]《キメラ》の製作が可能であるのは一つの胚がいくつかの食い違う行動を競合する仕方で採用できることを逆説的に示している。

胚形成過程の現実化としての認知現象

発生についての理論家たちは、細胞分化の問題を解決するために情報処理モデルを模索した。その主要概念の一つは《アルゴリズム》[19]という概念である。この概念を定義するためには次のような規則が必要となる。それは、ある体系の行動パラメーターを絶えず決定すると同時に、体系自体が要請する内的変化も可能にするという一連の規則である。アルゴリズムはいくつかの《状態》を含んでいて、最初の状態を説明するならば《インプット》であるし、最後の状態は《アウトプット》となる。アルゴリズムの諸規則の適用はある特定の状況を説明する程度にかかっている。つまり、最適な仕方によってある説明がなされている場合、その説明は最初の状況の変化を誘発し、今度は最初の状況がある新しい説明によって変化する余地をもつようになる。[20] 分子遺伝学に適用されたこの《アルゴリズム》概念により一つの細胞内の異なる状態を追うことができる。したがって、この概念は各々の胚細胞が状況についての情報を受け取ることができるという事実を説明する。[21] 状況についての情報は質的パラメーターからなり、[22] 細胞に一連の離散状態を割り当てる。この離散状態が細胞を、フォン・ノイマンが使っている意味での《オートマトン》[23]と同じようなものにする。つまりJ・P・シャンジューが示唆しているように、それぞれの細胞の発達は一連の二項選択から生じるということである。[24] 状態は絶えず検討され、今度は次の段階を定義する二重の選択を決定するだろう。その結果、連続した表現のある単純な組み合わせに基づいて非常に豊かな多様性が容易に生み出されるのだ。[25]

このような《論理的決定》[26]の連鎖についての代表的な例の一つを、形態形成の誘導現象が提供してくれるだろう。眼球の器官形成のケースで、形態形成の誘導は《再帰的な》ある過程を用いている。この過程により、最初の変化をつかさどった規則が、続いてあらたに誘導される生成物に適用される。胚を誘導するこの連鎖によって、神経板から水晶体それから角膜というふうに眼球の小胞の形成が可能となる。[27] この算術的パラダイムがかかわるのは有限数の諸変化規則なので、完全に形式的なプログラムを構築できる。ただし、たとえこれらの位相的な諸条件が形態形成に必要であるとしても、発生の前面には表れてこない実際のメカニズムが異なる性質をもっている可能性もあるので完全に満足できる条件ではないようだ。[28] そこでB・グッドウィンは形態形成をより複雑な性質をもつある《深層構造》の効果とみなすことを提案した。ここでの《深層構造》とは、言語学にとって操作的な樹形構造と、胚発生において実際に機能している構造との間にルネ・トムが示唆した異種同形体を認めるような構造のことである。[29]《深層構造》という概念はN・チョムスキーの理論よりも発生学の分野で用いられる方がより深い意味をもつように思える。というのも胚形成の諸変化は、たんに——胚の最終的な解剖学的構造に対応する——ある統辞的成分だけを生み出すわけではなく、形態形成という行動の意味内容、つまり胚全体に対してそれぞれの器官が出現する意味を、いわばその位置(インシテュ)において(自然位置で)[30]明るみに出しているのである。[31] ある《生物記号論(sémiobiologie)》の計画が実現されるのはまさにこのような観点においてであろう。

発生という明確な次元があるので、《深層構造》を直接的経験にはけっして到達できないある抽象的な構造とみなす生成文法との類似点は相対化せざるを得ない。[32] 逆に《認知文法》と比較するほうがはるかに意義がありそうだ。この発生学と認知文法との比較は——

いくつかの予測の戦略に通じる――《認識の先回り》過程と、それぞれの器官に段階的な原基[33]の状態を割り当てる《形態形成的先取り》過程との間にJ・ピアジェが見出した同型性に基づいて明確にできるだろう。[34] 実際、《描写イメージ性（iconicité）》という概念を言語学の領域に導入することにより、生成文法が区別しない局所的な意味の違いを突き止めることができる。たとえばR・W・ラネカーは英語では明らかに同義とみなされる二つの文章を例として挙げている。

（1） Bill sent a walrus to Joyce.　〔与格構文〕
ビルはジョイスにセイウチを送った。
（= Bill a fait parvenir un morse à Joyce.）

（2） Bill sent Joyce a walrus.　〔二重目的語構文〕
ビルはジョイスにセイウチを送った。[35]
（= Bill a envoyé à Joyce un morse.）

集合論の用語を用いることによって、（1）の文章はある全体の要素[36]をある別の全体に与えることを描写し、送る（envoyer）という行為を強調していると言うことができる。

一方で（2）の文章は、要素が送られた全体にすでに属しており、要素が全体の構成を変更するという事実を描写することによって行為（envoyer）の結果を表している。したがって（1）と（2）の文章は、その《深層構造》からするとたしかに同義であるが、ある明確に異なった《認知イメージ》からそれぞれの文章の特性が生じていることがわかる。この《認知イメージ》によってこそ、前述の二つのケースにおける話し手はある特定の客観的状況を違った仕方で解釈しそれを構造化しているのである。ということは、《認知イメージ》は描写する力を備えたある象徴的形式として現れ、この描写の力によって一つの《アルゴリズム》の役割と同じような操作的な役割をもつことになる。もちろん、各段階において有機体の発生を構造化する《形態形成イメージ》の性質を明らかにしなければならないだろう。

この観点は、細胞遺伝学と発生学との間の《新しい境界面》とP・R・グロスが名づけたものの延長線上にあり、《形態形成のデテルミナント説》[37]の問題や、このように伝えられる情報の伝達方法の問題に新風を吹き込もうとしている。[38]

形態形成の潜在力という概念の認知的意味

認知的なアプローチによって、形態形成の局所的な複雑さを本当に説明することができるのだろうか？　この問題への答えとなるいくつかの要素を提示するために、B・C・グッドウィンとM・H・コーエンは、先に大筋に触れておいたウルパートのモデル〔《アルゴリズム》概念を用いて、一つの細胞内の異なる状態を追うこと〕を実現するには以下の三つの条件が必要だと述べている。

（1）それぞれの細胞の生理学的な諸過程は、ある時間形式にしたがって構成されなければならない。

（2）細胞間の結合（対になること）がある同じ組織内のいくつかの別々の細胞における時間的な構成の原点であり、この組織の正確な位置に応じて結合自体が変化できなくてはならない。

（3）いくつかの細胞の空間的な構成は時間的に決定され、細胞の発生に必要な位置情報[39]を供給できなくてはならない。[40]

実際、これらの条件によって、受精卵において段階的に行われる決定を説明しうる形態形成の一つのモデルを作ることができる。このような決定は《諸器官の局所的な個別分化へと誘導する分離のカスケード（連続）[41]》の源である力、《形態形成の潜在力》と呼ぶにふさわしい力に現代的意味を与える。[42]

この《形態形成の潜在力》という概念は、それぞれの胚細胞が従っている《移住へのトロピズム（屈性）》という概念に結び付き、注目すべき科学論的意義をもっている。というのも、実験発生学に属する《移住へのトロピズム》という概念は、特にウィルヘルム・ルー[43]とハンス・ドリーシュ[44]のそれぞれがおこなった相矛盾する実験を効果的に説明できる一つのモデルを提供し、何世紀もの間《前成説》と《後成説》相方の支持者たちを対立させてきた議論の性格を変えることができたからである。

ここで注目しておきたいのは、一九三七‐三九年以来S・ヘールスタディウスが、――勾配理論を発生学に適用することによって――受精卵には《動物性》勾配と《植物性》勾配を結ぶある極性軸があることを示していることだ。胚の通常の発達は、この二つの勾配領野同士の関係のみに左右される。[45]ルーの実験対象であったホヤ〔ホヤ科の原索動物の総称〕の受精卵が非常に早い発育を見せたことがポイントである。そのために（胚の）形が決まるある一定の限界を超えてしまうので、胚形成の調節――この調節のおかげで胚の部分的なあるシステムが受精卵全体を受け持つ形態形成のすべての配置を実現できる――がもはや不可能になる。逆に、ドリーシュの実験に使われたウニの受精卵は相対的にゆっくりと分化していった。経線を切断しているため動物性と植物性の勾配領野間の関係は変更されない。それゆえに二割球段階で分割された受精卵からスケールが小さいとはいえ完全な二つの胚が生じたのである。

したがって、受精卵が最初にもっている《全形成能》は時空座標に応じて減少すると言えよう。そうすると、《前成説》と《後成説》はある同じ過程の二つの様相を表わしたものであり、この二つの様相の決定、すなわち調整力の減少は胚のさまざまな構造の段階的な構築とセットになっていることになる。(46)《形態形成の潜在力》と《細胞の分化》という二つの概念は逆比例するように表れる。(47)

行動の問題と神経発生学の立場からの再検討

これらの研究成果はいわゆる学習理論にも適用できるだろうか？　一九六九年にB・C・グッドウィンとM・H・コーエンはこの問題に肯定的に答えている。その三年後、ある同じシンポジウムで、J・P・シャンジューやA・ダンシャンなどの生物学者たちとJ・メレールのような心理言語学者たちがそれぞれ同じような結論を示す研究を発表したことなどを見るとこのような比較は適切なようである。ここで指摘しておきたいのは、言語能力はその生物学的基盤、特に神経系の機能的構成に関係づけるべきであるということである。ニューロン（神経単位）全体の胚形成に関する諸研究のおかげで、《ある特定の発生段階における構造の可能性は——機能の可能性と同じように——成熟の後よりも成熟前のほうがより大きい》という事実を理解することができる。[48] これらの研究成果は学習の発達についての諸研究によって証明されているが、子供における学習の発達には《出生時には存在したいくつかの認知的構造の喪失》がかならず生じる。[49]

この学習理論は、脊椎動物における学習の神経的起源や分子的起源にかんする研究の枠内において立証への第一歩を踏み出している。実際、エリック・カンデルによる海に棲息する軟体動物アメフラシ〔アプリシア（aplysie）〕の研究によって、ある刺激物の影響を受けたエラが収縮を学習することによって生じる神経細胞のさまざまな生化学的変化を、ニューロンの小グループのレベルで位置づけることができた。[50] したがって、順化（慣れ）という現象はシナプス同士の連結の強度を衰弱させる。つまり知覚神経ニューロンの連鎖停止によって宿主細胞の中に放出される神経伝達物質の量の漸進的な低下をもたらす。このように学習にかんする《分子文法》の（言語）単位があきらかにされてきている。[51]

ところで、E・カンデル自身が示唆しているように、アメフラシの小ニューロン（paucisynaptique）神経システムと胚のシステムは構造的にも機能的にも類似している。すなわち両システムのどちらもがある自律的な活動の中枢であり、この活動に対して発生の過程は限定的な諸決定の全体を表わしている。つまり具体的に言うと、アメフラシにおける学習のケースではシナプス同士の連結の衰弱、胚のケースでは自律的行動の抑制回路の強化としての成熟である。けれども、すでに指摘したように胚が形態形成の潜在力の中枢でもあるという点において、先天性と後天性の関係についての古くからの議論の性格を明確にするためには、無脊椎動物を扱う神経生物学に比べ、神経発生学の方がより良い位置にいるようである。したがって、これらの諸問題を胚が生まれるやいなやその後の認知行動が決定されるという機能的可塑性についての研究と比較対照してみる価値があるだろう。

たとえばN・ル゠ドゥアランのチームがおこなったいくつかの実験は、鳥の認知的な諸行動をつかさどっている遺伝的な決定要因の割合を正確に測定することを目指すものである。特にウズラ／ニワトリの《キメラ》についての研究によって、最終的には同族の細胞ごとに再び集まるという胚細胞の認知現象が観察された。(52)

形態形成に対するこの新しい取り組み方は、われわれが《生命についての語用論》と呼んだある生物学的行為理論の中に組み入れることができそうである。(53) この理論を用いることによって物理学的世界と有機的世界を区別する諸基準をより明確に表明し直すことができる。また、観察者（＝生命）である生物学者とその対象（＝生命）との間の認知的相互作用の諸形式について再考することもできる。生物学に適用されたこの観点は、発生についてのある《生物記号論哲学》[54]の基礎作りにおそらく決定的な仕方で貢献しうるように思える。この哲学は有機生命体の意味の問題を提起し、なによりもまず人間の思考の基盤が入念に作られる神経生物学的領域にかかわる。次章でアルツハイマー病を取り上げてこの基盤の分析に取り組むつもりであるが、この病気は生物‐心理学的連続体の概念にかかわり、非常に重要な科学論的価値をもつ。なぜならこの病気は、心理学的領域が純粋に生物学的な世界へと吸収されてしまうケースの中でまちがいなく最も目だつケースであるからだ。

注

(1) P.Caspar, *Penser l'embryon, D'hippocrate à nos jours*, pp.85-93.〔『胚を考える――ヒポクラテスから現代まで――』〕
(2) メルロ‐ポンティ、*La structure du comportement*, p.168.〔『行動の構造』、二三二頁〕
(3) G.E.Coghill, *Anatomy and the Problem of Behavior*, 1929.〔『解剖学と行動の問題』〕参照。
(4) G.Tiberghien, Psychologie cognitive, science de la cognition et technique de la connaissance, in *Intelligence des mécanismes, mécanismes de l'intelligence*, p.194.

（5）D・O・ヘッブ（Donald Olding Hebb）、*The Organization of Behavior*, 1949.〔『行動の機構』、白井常訳、岩波書店〕〔※訳注　『行動学入門―生物科学としての心理学―』、ヘッブ、白井常等訳、紀伊国屋書店、一九七五年参照。〕

（6）B.Rybak, *Psyché, Soma, Germen*. p.32.〔『プシュケ、ソーマ、ジェルマン』〕参照。

（7）ジャン・ピアジェ（Jean Piaget）、*Biologie et Connaissance*. p.32.〔『生物学と認識』〕

（8）H・R・マトゥラーナ、*Biology and Cognition*, 1970〔『生物学と認知』〕

（9）マトゥラーナ、Cognitive function in general, in *Autopoiesis and Cognition*, *The Realization of the Living*, Ed. by H.R.Maturana and F.J.Varela, in *Boston Studies in the Philosophy of Sciences*, 42(1980), p.13.〔『オートポイエーシス―生命システムとはなにか―』、一七五頁〕

（10）M.Imbert, Neurosciences et sciences cognitives, in *Introduction aux sciences cognitives*, p.52.

（11）G.Simondon, *L'individu et sa genèse physico-biologique*, p.233.〔『個体とその精神 - 生物学的生成』〕

（12）B・グッドウィン、Embryogensis and Cognition, in *Kybernetik und Bionik*, Edited by W.D.Keidel *et al.* p.49.

（13）※訳注　アメーバなどの原生動物の原形質体の一時的突起として形成された運動器官。

（14）グッドウィン、前掲書、p.50-51.

（15）※訳注　ゲノム―配偶子に含まれる一組の染色体、あるいは遺伝子全体。

（16）グッドウィン、前掲書、p.51.

（17）H・シュペーマン（H.Spemann）、Die Erzeugung tierischer chimären durch heterplastiche embryonale Transplantation zwischen Triton cristatus und taeniatus, in *Roux' Archiv für Entwicklungsmechanik der Organismen*, 48(1921).

(18) グッドウィン、前掲書、p.51.参照。

(19) ※訳注　ある問題を解決するための特定の演算方式。

(20) G.T.Herman, Computing Ability of a Developmental Model for Filamentous Organisms, in *Journal of Theoretical Biology*, 25,1969,pp.422-423.

(21) ルイス・ウルパート（Louis Wolpert）、Positional Information and the Spatial Pattern of Cellular Differentiation, in *Journal of Theoretical Biology*, 118,1969,p.10.〔※訳注　ウルパートは土木工学の教育を受けたあと生物学者になった。一九六九年、ヒドラをモデルとした形態形の位置情報理論を提唱。〕

(22) ※訳注　離散的とは、数字の1-2-3-4-5のように区切りが必ず間に入っていること。

(23) ※訳注　フォン・ノイマン（Johann von Neumann）、ハンガリー出身の米国の数学者。コンピュータ理論、ゲーム理論、数理経済学などの研究をおこなう。

(24) ※訳注　外部からの入力に対応して、内部でなんらかの処理を行い、それに応じて外部へ出力する機械装置。

(25) J・P・シャンジュー、*L'homme neuronal*, p.234〔『ニューロン人間』、新谷昌宏訳、みすず書房、一九八九年、二七一～七二頁〕

(26) E.Stubblefield, A Theory for Developmental Control by a Program Encoded in the Genome, in

*Journal of Theoretical Biology,*118,1986,p.139.参照。

(27) C.Houillon, *Embryologie,*〔『発生学』〕p.165-170.参照。

(28) P.Pirlot, R.Bernier, Brain Growth and Differenciation in Two Fetal Bats : Qualitative and Quantitative Aspects, in *The American Journal of Anatomy,*190,1991,p.179.参照。

(29) ルネ・トム(René Thom)、*Modèles mathématiques de la morphogenèse,*〔『形態形成の数学モデル』〕pp.142-144.〔※訳注　ルネ・トムについては『構造安定性と形態形成』、弥永昌吉訳、岩波書店、『形態と構造』、ルネ・トム、E・C・ジーマン、宇敷重広、佐和隆光、みすず書房、一九七七年を参照。〕

(30) ※訳注　*in situ*（インシテュ）の意味は〔生物学〕その位置において、自然位置で、生体外に取り出さない状態についていう。

(31) グッドウィン、前掲書、p.53.

(32) N・チョムスキー、*La Linguistique cartésienne,* Trad.franç, p.62.〔『デカルト派言語学』、川本茂雄訳、みすず書房、一九七六年、四六～四七頁〕

(33) ※訳注　原基―最後には、特殊化した構造に発達する未熟な細胞または細胞群。たとえば葉原基は葉になる。

(34) ピアジェ、前掲書、pp.269-283.

(35) ラネカー(R.W.Langacker)、An Introduction to Cognitive Grammer, in *Cognitive Science,*10(1986), p.14.〔※訳注　引用箇所については、『認知言語学の基礎』、川上誓作、研究社、一九九六年、一

二五〜二八頁参照。〕

（36）※訳注　要素（l'élément）―数学用語では集合の元、つまり集合の要素である。

（37）※訳注　デテルミナント説はドイツのワイスマンが十九世紀末に唱えた遺伝理論。

（38）P.R.Gros, Foreword to: *Time, Space and Pattern in Embryonic Development*, Edited by W.R.Jeffery and R.A.Raff.p.XVI.〔『胚発生における時間、空間、パターン』の序文〕

（39）※訳注　位置情報―〔生物学〕後生動物の発生において、細胞が胚の中の自己の位置を認識するためのシグナルがあるとする発生学の説。通常、個々の細胞が前後軸と背腹軸のどこにあるかという情報の特定に関与する。これらの情報は細胞に位置価を与え、最終的にはその運命を決定する。全か無かの反応により、ただ一つの細胞の状態を導く誘導シグナルとは異なり、位置情報は拡散による濃度勾配によって、複数の結果を生じうる。

（39）B・C・グッドウィン、M・H・コーエン、A Phase-shift Model for the Spatial and Temporal Organization of Developing Systems, in *Journal of Theoretical Biology*,25,1969,p.55.

（40）※訳注　原文は cascade de ségrégations となっている。カスケードとは、いくつかの生化学的・生理学的反応を介して、一つのシグナルを段階的に増幅する生物学的な過程。その結果、非常に局所的な反応が引き起こされる。また、ségrégation には、異なる胚域への分離・分域という意味がある。

（41）A.Dalcq, *L'œuf et son dynamisme organisateur*, p.465.〔『受精卵とその形成のダイナミズム』〕

（42）ウィルヘルム・ルー（Wilhelm Roux）、Beiträge zur Entwickelungsmechanik des Embryo, V.Ueber die künstliche Hervorbringung «halber» Embryonen durch Zerstörung einer der beiden ersten Furchungszellen, sowie über die Nachentwicklung（Postgeneration）der fehlenden Körperhälfte, in *Virchows Archiv für path, Anatomie und Physiol. und Klin.Medizin.*114,1888,pp.113-153.参照。

（43）ハンス・ドリーシュ（Hans Driesch）、Entwicklungsmechanische Studien. I. Der Werth der beiden ersten Furchungszellen in der Echinodermentwicklung. Experimentelle Erzeugung von Theil und Doppelbildungen. II. Ueber die Beziehungen des Lichtes zur ersten Etappe der thierischen Formbildung, in *Zeitschr. für wiss. Zoologie.*53,1891,p.160-183.参照。

（44）S.Hörstadius, The mechanics of sea urchin development studied by operative methods, in *Biological Review,*14,1939,p.132.

（45）ガリアン、『実験発生学の諸概念と諸問題』、p.531.

（46）R.Bernier, Self-organizing Potential and Morphogenetic Potential.（comparing current embryological and Atlan's views）. in *Acta Biotheoretica,*35,1986,p.181.

（47）J・P・シャンジュー、アントワーヌ・ダンシャン（Antoine Danchin）、Apprendre par stabilisation sélective des synapses en cours de développement, in *L'unité de l'homme,* II, pp.58-84.〔「発達途次におけるシナプスの選択的安定化による学習」（滝沢三千代訳）、『基礎人間学（上）』、荒川幾男他訳、平凡社、一九七九年、二七一頁〕

（48）J・メレール（J.Mehler）、Connaître par désapprentissage, in *L'unité de l'homme,* II, op.cit. p.25-36.〔「忘れることによって知ること」（滝沢三千代訳）、『基礎人間学（上）』、二三九頁〕

私自身もこのアプローチを現代免疫学に関連づけようと試みた。ローゼンベルグ、*Bio-cognition de l'individualité, Philosophèmes de la vie et du concept,* pp.172-174.〔「個体性の生命 - 認知」、『生命と概念の哲学素』〕参照。

(49) エリック・R・カンデル（Eric.R.Kandel）, *Behavioral Biology of Aplysia.*〔『アプリシアの行動生物学』〕1979.参照。

(50) カンデル、Steps toward a Molecular Grammer for Learning : Explorations into the Nature of Memory, *Bicentennial Symposium of the Harvard Medical School,* October 1982.

(51) N・ル - ドゥアラン（N.Le Douarin）、Neural crest differenciation, in *Current Topics in Developmental Biology,* 16,1980.参照。

(52) ローゼンベルグ、*Bio-cognition de l'individualité. Philosophèmes de la vie et du concept,* pp.193-199.〔「個体性の生命 - 認知」、『生命と概念の哲学素』〕

(53) ※訳注　原文は philosophie sémiobiologique

第四章　アルツハイマー病と人間精神

アルツハイマー病は複合的な症候群として現れ、その生物学的メカニズムは認知的性質と精神病理学的性質を併せもつさまざまな影響を生み出す。これらの影響は神経系の発達そのものや神経系の機能を統御する生命発生メカニズムにまで及ぶ。人類を待ち構えるこの恐ろしい病気における生命発生メカニズムと精神病理メカニズム、そして倫理的意味と存在論的意味をかわるがわる手短かに検討してゆきたい。

G・カンギレムが示唆するように、科学史は自然物を対象としているのではなく《自然物にその利点や重要性を割り当てるという決心》によって生まれる。[1] したがって、アルツハイマー病研究に固有の科学的情報を全体的に捉えることによってのみ、研究の進展、区切り、そして停滞までをも厳密に定義できよう。このような経緯がこの症候群に関連する神経生理学的な諸発見を特徴づけている。

ここでは、脳の発達にかかわっている微小管[2]の特殊なタンパク質にかんする発見、また、異常なほど重い分子をもつタウ（TAU）タンパク質変異体を特定するに至った発見などの重要性を指摘するだけにとどめておこう。[3] この変異体の存在は、アルツハイマー病患者のニューロン内部で発見されたくびれをもった特異な繊維（＝ＰＨＦ）[4]抽出物の中で突き止められた。この特異な繊維が神経原繊維変化を規定する。一九〇六年に医師アルツハイマーがすでに記しているように神経原繊維変化は老人斑の形成と同じようにアルツハイマー病の直接の原因である。[5]この神経原繊維変化はアミロイド板形成と同時期に蓄積し、結果としてニューロンを死に至らせる。現在の研究はいくつかの異なる要因を調べていてまだ推測の域を出ていないが、特にセントロメア（紡錘体付着領域）[7]の早過ぎる分裂に起因すると考えられる染色体原因説と、アポリポタンパクＥ[8]やタウタンパク質がこの病気の危険遺伝子を含んでいるとする遺伝子原因説などが指摘されている。[9]

アルツハイマー病と分子生物学

ＰＨＦ（くびれをもった特異な繊維）は理論的な大変動が起こらなければまちがいなく生化学的に識別されなかったであろう。科学論の見地からこのことがどのような意味をもつのかを考えるべきである。つまり一九七〇年代以来分子生物学が経験してきた理論上のパラダイム変化によっていくつかの新しい概念を生み出すことができたのだ。実際、一九七〇年にＨ・テマンとＤ・ボルティモアは、ＲＮＡウイルスの増殖がある特殊な酵素である逆転写酵素を使っていることを示してみせた。また一九八三年にキャリー・マリスがポリメラーゼ連続反応（ＰＣＲ）の理論的基盤を築いた。[10] ところで、タウ（ＴＡＵ）タンパク質のヌクレオチド配列を決定することができるこのＤＮＡ複製技術がどういうものかというと、ある特定のタンパク質の特殊な遺伝子を解析するために、ｍＲＮＡを逆転写酵素によって（ＤＮＡ）に逆転写することにある。あとはタンパク質のヌクレオチド配列を抽出して増幅していくだけである。

また、同一性、本質、多様性、成長（成熟）などの諸概念に関連する諸問題も提起すべきである。というのも、ＴＡＵタンパク質には、そのC末端とN末端[11]がそれぞれ異なる同形の変種が三十種あり、それらすべてがある一つの遺伝子によってコード化されているからだ。ポリメラーゼ連続反応技術を用いて限りなく複製できるこの本質的な同一性は、それぞれの変異体がある同じペプチド分類群に属していることを保証する。[12] ペプチドの多様性はある同じ遺伝物質の異なった表現から派生するのだ。これらのさまざまな表現形式が均質でないのは、ある共通のｍＲＮＡ前駆体（ARN prémessager）[13] が多彩なスプライシング（切り継ぎ）を受けた結果である。[14] したがって、一般に遺伝言語は、明らかに《無‐意味》な領域から《意味のある》エキソン[15]（タウタンパク質では十三番）が出現することを示唆している。ここでわれわれは論理学者たちが遺伝的意味についての《形式的命題学》[16]と呼ぶものに直面することになる。この形式的命題学によって、それぞれの配列に統辞的価値（内的一貫性）と意味的価値（タンパク質合成における翻訳）を割り当てることができよう。

人の成長（成熟）はタウタンパク質が伸張するあるメカニズムを誘発するが、脳の発達に必要なある一定の生理学的限界を超えると、この分子の《過剰》によって病理的な神経繊維が形成されることになる。この病理的神経繊維がニューロンの細胞質を占領し、ニューロンに死をもたらす神経原繊維変化を引き起こすのである。

このような変質の現実性を臨床的な見地からどのように論証するのだろうか？　アルツハイマー病は精神的な側面と純粋に生物学的側面の区別を無化しがちであるが、この病気を特定する最小基準を決めるために、数多くの試みがすでになされている。アルツハイマー病と診断するためには、高度に区分けされたいくつかの基準が必要とされることが多い。

アルツハイマー病の認知的意味

一九八〇年代にアメリカで、ＮＩＮＣＤＳ‐ＡＤＲＤＡ（国立「神経伝達不調と脳発作」研究所‐「アルツハイマー病と関係疾患」協会）の研究チームが、アルツハイマー病であると正確に診断する基準を次のようなやり方で定義した。

何よりもまず痴呆状態を特定する必要があるが、まず臨床検査によって確認し、次にミニ・メンタルテスト[17]（本人の病因のアウトラインを描くことができる簡易テスト）で明確にし、最後にいくつかの神経心理学的テストを用いて確実なものにする。[18]

アルツハイマー病の疑いがあるあらゆる症候群に対してこれらのテストをすべて実施すれば認知力や精神力の喪失を特徴的に分類できる。しかしながら特に日常生活における行動障害や、家族のアルツハイマー病歴などについての補足的な基準を確認することは是非とも必要である。患者のこのような存在論的背景は、神経心理学的変質と生きている意味の喪失との間に直接的な相関関係があることを明るみに出すので根本的に重要である。

これらすべてのテストを実施することによってアルツハイマー病診断が一般的に可能であるとしても、この病気と他の変性痴呆の形態との間に必ずしも特別な差異があるわけではない。そこで以下のような非常に特殊な認知力テストに助けを求める必要がある。たとえば主に大脳左半球の機能を対象としたテスト（言語テスト）や、右半球の機能だけを特別に調べるテスト（視覚‐空間テスト）などである。[19]またこれらのテストが本人の行動に焦点を当てた調査によって補完されることもよくある。行動といっても、多少とも人工的なある実験的状況によって変更を受けることのない（つまり生体内の）日常的枠内における本人の諸行動が対象とされる。[20]臨床に準じたいくつかの検査が行われる理由は、大脳皮質の萎縮がじわじわと広がっていくことを確認することによって、同じように痴呆をもたらしうる他の原因を排除するためである。それゆえに、大脳皮質の萎縮はある漸進的変化を物質的に数量化できる表象として現れ、この表象のある一定のボーダーラインを超えた時点でアルツハイマー病と診断されるのである。

いくつかのテストをこのように説明することにより、この症候群がどれほどまで精神領域の境界の典型であるかをさらによく理解できる。アルツハイマー病はその変質の諸形式が徹底的であることによって人を苦しめる。精神が純粋に身体的なものに後退すること、またC・モンターニが述べているような人格喪失、時空座標の喪失、検閲の低下、生殖機能の不調などはある全面化した脱意識化（démentalisation）の諸徴候であり、[21] したがって他者との関係が消滅し、その結果、意味の領域と倫理の領域が一挙に消失してしまう徴候でもあるのだ。[22] 実際これらの症状は、次にJ・L・デュポンが説明する悪循環の形式をとるある総体的な老化の弁証法から生じている。

本人の求心性経路が断絶すればするほどシステムのドーパミンの変調がより多くの障害を引き起こし、そしてその結果、求心性経路がさらに断ち切られてゆくことになる。[23]

哲学的見地からするとアルツハイマー病は、精神と脳の諸関係や人間精神の統一性に関するひどく紛糾したいくつかの議論を一新するのに役立ちうる。

脳と精神消滅

これまで見てきたようにアルツハイマー病に罹った人が記憶の変調をきっかけとしてこの病気だと診断されることがよくある。記憶の変調はまず第一に道具としての記憶にかかわるが、その一方でC・モンターニが《コネーション（意欲感）の》[24]記憶と形容した直感的な記憶は道具としての記憶に比べて精神の糜爛（びらん）に対してずっと長く抵抗する。[25]ベルクソンの言葉によれば精神の第一の役割は《物事の持続の連続する瞬間を結びつける》ことにあるので、アルツハイマー病におけるこのような記憶の劣化は身体が精神から真に解離していることを意味する。[26]精神‐神経学的な観方からすれば、それは個人的なアクセントがついていた精神の《錯乱》であり、《私》の精神形成から生じるさまざまな分化の全体が本当に解体してしまうようである。このように意識の問題は、意識の差別的な性向に焦点が当てられて提起されるが、この差別的性向があるからこそ人は幼年期からすでに身体構造を認知し、外部の環境との諸関係を調整できるのである。[27]純粋に有機的な世界というものを想像しながら精神の分化とはどういうものなのかをさらに明確にしてゆきたい。G・

M・エーデルマンは次のように強調している。

脳の機能についての理論と精神（mind）の機能についての理論が同じ命題を扱うのはまれであった。というのも以前にこの二つのタイプの理論を隔てていた溝は、科学と哲学を隔てていた溝と同じものだったからだ。だが、ここ百年の間に、科学的知識のある新しい資料体（コーパス）が出現し、それはもはや哲学者たちさえも無視できないほど重要なものである。(28)

この判断はわれわれが冒頭でみた理論的問題に関係するようだ。つまりアリストテレスを起源にもち、それ以上は簡略にできないとされていたビオスとゾエという二つの概念の区別に生命倫理の諸問題を結びつけようとするわれわれの立場である。実際、神経生物学的な企てはJ・P・シャンジューがいうところの《魂の器官》(29)を研究していると主張するけれども、現代生物学が探求している生命の本質を所有しようとする見通しの中に含まれる。

だが、この所有（appropriation）のような言葉そのものがもつ本質的な曖昧さは残っている。一方で大脳メカニズムの研究は《魂》の性質を把握することを目指す。たとえばフランソワ・ダゴニェの《医学的イコノグラフィー〔図像研究〕》[30]なる技術が指し示したもの、特に一九七七年にポジトロン・カメラが初めて映し出したものによって、思考という脳の神秘的な活動をある程度まで説明できるある《大脳表意文字》を提示することができた。[31]また他方では、神経科学から生まれた認知主義的ないくつかのアプローチが精神（mind）についての諸理論を練り上げているが、これらの理論はまさに脳の働きの理論的モデルを表すことを目標としている。

最初のダゴニェのケースでは、まさに《精神》を神経科学的な諸過程に還元しなければならない。逆に二番目のケースでは、脳が認識科学の研究対象となっている。

この曖昧さの性質を明確にするために、現代の神経心理学に見られるいくつかの支配的な様相を分析してみることにしよう。

J・N・ミサが指摘しているように《分離脳（split brain）》という現象は、魂あるいは私の統一性という考え方を問い直しているようである。そのような統一性は神経生理学的な現実にもはや合致しない。[32]アルツハイマー病は最終的に身体に対する精神の完全な人間性喪失を引き起こすわけだが、交連切開術[33]を受けた患者たちのケースでは、精神が左右の半身に対して代わる代わるその支配力を失うという状況が生じる。この意味でトマス・ネーゲルやパトリシア・S・チャーチランドといった研究者たちは、人間の意識の統一性の中心をずらすことによって神経心理学における真のコペルニクス的転回を成し遂げられると考えている。重要なのはこの人間の意識の統一性を《脳‐精神（心としての脳）》という概念に取り替えることである。(34)

神経哲学的精神

一九八六年にパトリシア・S・チャーチランドは、自らの神経哲学的計画を哲学と神経科学との間にわたす架け橋を目指すものと定義した。(35) 自身が神経生物学にかなり通じている哲学者チャーチランドは、現代の諸研究を考慮した上でこう実感する。今まで身体と精神がこれほどまで折り合えないように見えたことはなかったと。実際、一方でいわゆる《精神》を扱う哲学者たちは神経科学にほとんど見向きもせず、神経科学の諸成果を行動についての一般的な一つの理論に統合しようなどとは少しも考えない。それどころか神経科学に助けを求めることをきっぱりと拒みさえする。(36) また他方で神経生物学者たちの方も哲学的な概念化が実際どのようなものなのかを知らない。そして《脳》と《精神》という両概念間の実証主義的な区別に立てこもったまま、《精神》の方は哲学者や心理学者たちの手に委ねてしまい、自分たちは有機的なレベルにしか興味をもたないのである。だが、このような分業を続けるのは哲学者と神経科学者のどちらにも益がないように思える。哲学者は大脳メカニズムをまったく知らないくせに《脳》と《精神》の諸問題についての《解決策》を提案したりする。神経生物学者の方はといえば、理論をうまく構築できず、ときには矛盾した理論を定式化してしまう危険を冒している。したがって、ある《神経哲学》を構築しようという計画には、まず第一にある教育的な意味があることがわかる。実際、この教育的意義こそがチャーチランドに『神経哲学』という著作の三分の二を書かせていると言ってよい。この著作が目指しているのは、何よりもまず哲学者が神経生理学や神経解剖学の最新の研究成果に触れるために最低限必要な情報を提示することであり、その目的は、脳のさまざまな働きのあらゆる描写的レベルを統合する一つのアプローチを通して、神経心理学に詳しくなるためである。したがって重要なのは精神状態、表象、志向性などといった精神哲学における基本概念を神経科学者たちに改めて紹介することである。また、細胞レベルだけに関しては明らかに発展性のある説明方法と、本来心理学的な諸メカニズムをうまく描写できる説明方法との間にある方法論的なギャップを認識する必要がある。この意味においてチャーチランドが熱心に取り組んでいる研究は、ある階層化された多様な方式に基づいて《脳‐精神（心としての脳）》（*brain-mind*）のさまざまなレベルのそれぞれの特性を説明しうる《諸理論間における単純化》という考え方を定義することである。

チャーチランドは学際的な意見の一致を明確にしようとしながら、哲学者と神経生物学者が共有する問題である以前に、何よりもまず脳や精神についての問題であるいくつかの概観的な問題を定式化しようと努めている。そうするために彼女は、論理実証主義、認知心理学、人工知能研究、これらの中からそれぞれに支配的な諸パラダイムを取り出してみせる。その目的は、お互いが豊かに発展していく中で相互に情報を交換しまちがいを訂正できる操作的ないくつかのモデルをみつけることにある。実際、重要なのは方法論の真の改革であり、その直接的な効果として考えられるのは——S・P・スティッチがすでに示唆しているように(37)——ある《抜本的な見直し》が必要な民族心理学（folk psychology）(38)の諸概念を乗り越えること、また、精神状態を神経系の状態に還元することである。このような展望によって神経科学者たちはある実用的な理論的枠組みを手に入れることができるし、哲学者たちも、常識的な社会通念を免れるためには考慮に入れる必要がある諸概念を採用するのでその結果、実証されえないいくつかのドグマに陥ることを回避できる。

神経科学に対する行動の概念

チャーチランドがコペルニクスやダーウィンによる科学的革命と同列に扱っているこの悟性の《革命》は何よりもまず科学論的性質をもっている。結局、この理論家は表象、学習、志向性をもつある行動の形成などの諸メカニズムのような、神経系におけるさまざまな認知作用の発見を導く基本的な諸原理を解明しようとしているのだ。このような計画は、諸専門分野の伝統的な細分化を超えて《脳‐精神》という概念の統一性そのものを目指している。したがって精神哲学は——信憑性を完全に失ってしまわないように——神経科学を足場にしなければならない。同じように心理学も記憶もしくは知覚といった曖昧な諸概念を、ある計算的（computationnel）モデルに基づいてより明確に、そして断固として表明し直す必要がある。この《諸理論間の》還元主義に対しては、明らかに何をもってしても抵抗できない。そういうわけで長い間無視できないと考えられてきたT・ネーゲルの主観主義[39]は《故意の誤謬》（*intentional fallacy*）[40]として告発されなければならない。なぜなら主観主義の真の理論的立場は神経哲学的領域の中にあるからだ。

チャーチランドの理論を一般的に図式化するならば、入口（インプット）システムと出口（アウトプット）システムに介在する諸過程の全体を説明することと言える。[41]だが、チャーチランドは情報科学から《無邪気に》借用をすることを差し控えている。重要なのはそのような理論モデルを直接流用することではなくて、情報科学の概念を用いて神経生物学に固有のデータを説明することである。この意味でペリオニスとリナスが構想した眼‐前庭反射理論[42]は、チャーチランドが推進を望んでいる諸理論の共生を完璧に表している。[43]たしかに小脳の統御の問題は、神経系が計算的な構築物であることの理解を助ける一般理論の一つの枠組みを提供しているようだ。張筋ネットワーク（réseaux tensoriels）と呼ばれるこの概念によれば、脳はニューロンがおこなう行列計算に基づいた幾何学的表象を生み出していることになる。ということは感覚運動野の行動を、ある座標的表象（視覚的表象）システムからある別の表象（運動を伝える表象）システムへのベクトル変化の全体とみなすことができる。このとき小脳はいかなる運動も生み出さず、大脳メカニズムのさまざまな機能が相互に連結したシステムを通して生体の姿勢を調節するだけであろう。一般に行動というものは、内部の、そして外部からのさまざまなメッセージを管理し、変化させ、組み合わせることができる神経系のサブユニット全体のこの共生の結果なのであろう。

神経哲学創出の計画は、その非常に革新的な性格にもかかわらずいくつかの批判を免れえない。公にされた反論をつぶさに点検するつもりはないが、チャーチランドの『神経哲学』について雑誌エンクワイアーが一九八六年に組織したシンポジウムでのC・A・スカルダの論証を特に詳しく取り上げてみることにしよう。バークレー大学のこの女性研究者によると、チャーチランドの主張は実は大脳機械がいくつかの計算的過程を《表象》するという《認知主義（cognitiviste）》的な仮説に基づいている。[44] たしかにこのような仮説の理論的な基盤には異論の余地があるようだ。はたして《脳‐精神》は指向性をもつある行動を遂行するために必然的に表象しなければならない、つまりいくつかの形式的アルゴリズムに従って理論的モデルを表さなければならないのだろうか？　ペリオニスとリナスの張筋ネットワークが、たとえばチャーチランドがその著作の第十章で分析した《カニのロジャー》の基本的行動をうまく説明できたにせよ、その理論を自発的行動のようなさらに高い性能が要求される行動にわざわざ適用する必然性はないように思う。というのも、ブルックスとサックの研究以来、自発的行動は小脳のメカニズムから独立していると考えられていて、インプット信号の内的変化だけには還元できないある創造的な力から生じるのである。C・A・スカルダはこの意味においてM・メルロ - ポンティが行動主義に対して行った批判を再び持ち出す。自発的行動は反応するだけにとどまらず、知覚データを全く新しいやり方で再構成しながら相互に作用するのである。このような方向づけはフリーマンの嗅球についての研究によって立証されているようだ。なるほどたしかにある特定の匂いに対する動物の順化現象は、問題の匂いを実際に知覚する以前には存在しなかったある自己組織的な力から生じている。このように知覚神経野は、ある経験的内容について何らかの形式的《表象》を活用する必要など全くないであろう。なぜなら知覚神経野は経験的内容に接することによって組織されるからである。

それならばチャーチランドの認知主義的モデルが正しく適用されるように見える単純な

反射的行動よりも感覚知覚のほうがはるかに複雑であるがゆえに、われわれにはチャーチランドが適用した諸理論間の単純化がはたして還元主義の袋小路を本当に免れているかどうかを問う権利がある。

一般的に意識的な注意のような現象は、それが《現在起きている》一つの現象でありその機能に関する現実が事実であるがゆえに、ある形式的な分析だけに属しているとは言えないであろう。[45] 実際このような現実感覚を考えると、《認知と認知の具象化との間の分離を拒否する》ある力動的なアプローチを採らざるをえない。[46]

したがってM・メルロ－ポンティが《他人の行動》と呼んでいたものと、[47] 相互主観性を通して見た精神病理学を含みうるためには、《神経哲学》創出の計画がより強固なものになる必要がある。認知行動の生成についての問題は生物学だけではなく哲学や心理学にも関係してくるし、M・メルロ－ポンティがすでに示唆していることだが、この問題によって意味作用という概念をますます複雑に分化したり統合されたりしている階層性秩序の出現に結びつけることができる。これはまさに意味を生み出す上級秩序の中に下級秩序を統合することである。このようなアプローチは生命倫理学にとって必然的に重要である。なぜなら生命倫理学は、生物学的知識が生命の秩序を所有しているというある還元主義的傾向に対する反動として現れたからに他ならないからである。今や生物学的知識は比較にならないほど貧弱とはいえ生命の秩序を変えうる力をもつに至っているのだ。

M・メルロ‐ポンティによると、《人間的秩序》とは魂と肉体の意義深いある統合形式を指す。一般的に精神的なものと身体的なものを区別することは上手な統合の仕方ではなく《この区別は病理学にならば記載されていようが、正常なつまり統合された人間の認識には役に立ちえない。というのは、正常な人間においては、身体的過程だけが孤立して展開されることはなく、それはもっと広範な行為の連環の中に組み込まれているからだ。》(48)アルツハイマー病がわれわれに示した《脱‐意識の局所論》(49)においては、意識的なあるいは前意識的な諸システムは《無意識とソーマ(体質)の相互影響》にのみこまれて最終的には消え去ってゆく。そこに現れるのが無意味のいくつかの形式であり、これらの形式は精神病理学的次元に最初に表れる。

注

(1) カンギレム、*Etudes d'histoire et de philosophie des sciences*, 1968, p.18.〔『科学史・科学哲学研究』、金森修監訳、法政大学出版局、一九九一年、一四頁〕

(2) ※訳注　微小管(microtubule)は直径二四ナノメートルの中空管状構造物で、チューブリン

（tubulin、分子量五五 kDa の α サブユニットと五三 kDa の β サブユニットよりなる）と微小管付属タンパク質（microtubule associated proteins＝MAPs）により構成されている。

（3）Y.Gache, F.Ricolfi, J.Guilleminot, and J.Nunez, Protein tauvariants in paired helical filaments (PHFs) of Alzheimer brains. in *Federation of European Biochemical Societies*, Letters 272,1990,pp.66-68.

（4）※訳注　PHF（paired helical filament）は八〇ナノメートルの周期でくびれをもっている特異な繊維で、その基本骨格は、過剰にリン酸化されたタウ（ＴＡＵ）が構成していると考えられている。

（5）K.Maurer, S.Volk, H.Gerbaldo, D.Auguste, Première patiente du Docteur Alzheimer, in *La Recherche*,303,1997,pp.59-61.〔※訳注　一九〇七年、医師アルツハイマー（A.Alzheimer）は、痴呆を呈した一例を検討し、大脳皮質の多数の神経細胞体に嗜銀性繊維構造物を認めた。これが現在アルツハイマー病と呼ばれている初めての症例報告である。以前は初老期（六五歳未満）に発症するものをアルツハイマー病、老年期（六五歳以上）に発症するものを老年痴呆と区別していたが、その病理学的背景は同一であるとされ、現在では両者一括してアルツハイマー病と呼ぶことが多い。〕

（6）※訳注　アミロイドはでんぷんに似た水溶性多糖。

（7）※訳注　セントロメアは有糸分裂または減数分裂の第二分裂の後期まで、姉妹染色体を結びつけている染色体の領域。セントロメアは動原体を含むか、または両者は一致する。

（8）※訳注

「○アルツハイマー病の脳の病理変化を特徴づける老人斑にはアミロイドが沈着しており、そのタンパクはアミロイドβタンパクと呼ばれる。このタンパクの前駆体（APP）遺伝子は第二十一番染色体上に存在することがわかっている。

○アミロイドβタンパクの沈着がアルツハイマー病において本質的病変であると考えられ、研究が進められているが、痴呆へ至るメカニズムの詳細はまだ明らかにされていない。

○孤発例アルツハイマー病―一九九三年、アポリポタンパクE（アポE）のε4遺伝子がアルツハイマー病の危険遺伝子であることが報告された。アポEの遺伝子は第十九番染色体上にあり、ε2、ε3、ε4の3つの遺伝子型がある。ヒトはε2／2、ε3／3、ε4／4、またはε2／3、ε2／4、ε3／4のいずれかの表現形をとる。一般住民のε4遺伝子頻度は欧米で十二・八～十六・〇％程度、日本人では六～十〇・一％程度で、アルツハイマー型痴呆のε4遺伝子頻度は欧米で三十三～三十八％程度、日本では二十六～三十一％程度で、一般住民に比べ二・六～三・〇倍位高いと報告されている。表現型で見ると、アルツハイマー型痴呆の半数以上の人が少なくとも一個のε4を持っていることになる。また、ε4遺伝子の数が一個増えるごとにアルツハイマー型痴呆の発症年齢は約五～七年若くなると言うことも明らかになっている。

これらの点より、ε4はアルツハイマー型痴呆の病因に密接に関係していると考えられているが、ε4保有者でも健常な高齢者が存在するので、ε4はアルツハイマー型痴呆発症の決定遺伝子ではなく、あくまで危険因子の一つであると考えられる。アポE遺伝子系を調べることは、アルツハイマー型痴呆の診断には有用だが、将来の発病の予測に用いることは出来ない。（住田豊治（住田病院）「痴呆の初期徴候と早期発見」、一九九八年、五月八日、講演『老年期痴呆の診断』、北九州市若松区医師会ホームページより抜粋）」

（9）D.Selkoe, The Molecular Pathology of Alzheimer's Disease, *Neuron*, 6,1991,487-498,M.H.Kormann-Bortolotto *et al*, Alzheimer's Disease and Ageing : A Chromosomal Approach, in *Gerontology*, 1993, 39,1-6.参照。

（10）※訳注　Ｋ・マリス（Kary Mullis）については『マリス博士の奇想天外な人生』、福岡伸一訳、早川書房、二〇〇〇年を参照。

（11）※訳注　タンパク質が生合成される最初の端をＮ末端、終わりの端をＣ末端と呼ぶ。

（12）D.Couchie, Mavilia, I.S.Georgieff, R.K.H.Liem, M.L.Shelanski, and J.Nunez, Primary structure of high molecular weight tau present in the peripheral nervous system, in *Proc. Natl. Acad. Sci. USA*.89,1992,4378-4381.

（13）※訳注　伝令ＲＮＡの前駆体。表記としては他に、プレｍＲＮＡ、ｈｎＲＮＡ（heterogeneous nuclear RNA 異質核内ＲＮＡ）などとも書く。

（14）G.Lee, N.Cowan, N.W.Kirschner, The primary structure and heterogeneity of tau protein from mouse brain, in *Science* 239,1988,285-288.

（15）※訳注　エキソン　①ｍＲＮＡ（つまりＲＮＡプロセシング後のＲＮＡ）に相当するＲＮＡに対応するＤＮＡ塩基配列。②翻訳されるポリペプチド配列をコードし、生成させるＤＮＡ塩基配列。エキソンは、ほとんどの真核生物遺伝子と、一部の原核生物の遺伝子の中にイントロンと交互に配置されている。

（16）※訳注　原文は apophantique　formelle となっている。apophantique（命題学）は、真偽の判断が下せる命題についての理論。

（17）※訳注　Mini-Mental-State-Examination

（18）※訳注　NINCDS-ADRDA 研究班のアルツハイマー病診断基準

（1）probable（可能性のあるもの…疑診段階）

（2）possible（可能性の高いもの）

（3）definite（確かなもの…確定診断）…臨床診断に加えて病理診断をおこなう。

◎痴呆があること。

◎四〇歳から九〇歳（多くは六十五歳以上）の間の発症。

◎痴呆症状が徐々に発現し、ゆるやかに不可逆的に進行すること。

◎他の痴呆の原因となる全身疾患や脳疾患が否定されること。

（日常生活における行動の障害、家族歴、経過なども判断基準となる。）

（G.McKahann *et al*：Clinical diagnosis of Alzheimer's disease-Report of the NINCDS-ADRDA Work Group under the auspieces of Department of Health and Human Services Task Force on Alzheimer's disease-.*Neurology* 34：939,1984）

（19）G.McKhann, *et al*, Clinical diagnosis of Alzheimer's disease. Report of the NINCDS-ADRDA Work Group. in *Neurology*,34,1984,pp.939-944.

(20) J.Gottfries, K.Blennow, A.Wallin, and C.G.Gottfries, Diagnosis of Dementias Using Partial Least Squares Discrimant Analysis. in *Dementia*,6,1995,pp.83-88.

(21) C.Montani, *La Maladie d'Alzheimer : "Quand la psyché s'égare"*. p.43.〔『アルツハイマー病―プシケが錯乱する時―』〕

(22) A.Greifenhagen, A.Kurz, M.Wiseman, M.Haupt, and R.Zimmer, Cognitive assessment in Alzheimer's disease : What does the CAMCOG assess ? in *International Journal of Geriatric Psychiatry*.9,1994,pp.743-750.

(23) J.L.Dupond. A la question, *Le Journal International de Médecine*. Supplément au n°271,1993,p.12.

(24) ※訳注　conatif（conative)（言語学における fonction conative は、話し手の意志を表す動能的機能を指す。）

(25) Montani、前掲書、p.75

(26) アンリ・ベルクソン（Henri Bergson）、*Matière et mémoire, Essai sur la relation du corps à l'esprit*, p.249.〔『物質と記憶』、田島節夫訳、ベルグソン全集、第二巻、白水社、一九六五年「具体的知覚には記憶力が介入しているのであり、感覚的諸性質の主観性は、まさしく、当初は記憶力にすぎぬ私たちの意識が、多数の瞬間を互いに他へと継続させることによって、唯一の直観の内へ収縮させることに由来するのである。」（二四四頁）〕

(27) I.Rosenfield, La conscience, *Une biologie du moi*, Trad. franc.p.58.〔『意識―《私》の生物学―』、仏訳〕

（28） J.N.Missa による仏訳。Philosophie de l'esprit et sciences du cerveau : une introduction. in *Philosophie de l'esprit et sciences du cerveau*, Coordination scientifique : J.N.Missa. p.9.

（29） シャンジュー、*L'homme neuronal*. Chap.1.〔『ニューロン人間』、新谷昌宏訳、みすず書房、一九八九年、第一章　※訳注　『ニューロン人間』では「こころの器官」と訳されている。〕

（30） フランソワ・ダゴニェ（François Dagognet）、*Philosophie de l'image*, p.140.〔『イメージの哲学』、水野浩二訳、法政大学出版局、一九九六年、一八〇頁〕〔※訳注　iconographie médicale〕

（31） D・H・イングヴァール（D.H.Ingvar）、L'idéogramme cérébral, in *Encéphale*,3(1977).〔※訳注　『ニューロン人間』、二三六頁（イデオグラフィーと訳されている）参照。〕

（32） J.N.Missa, Les interprétations philosophiques des recherches sur les êtres au cerveau divisé, in *Philosophie de l'esprit et sciences du cerveau*, Coordination scientifique, J.N.Missa. p.23.

（33） ※訳注　commissurotomisés（交連切開術を受けた）、交連切開術（une commissurotomie）—僧房弁狭窄症などに対して弁交連部を切開する手術法。

（34） トマス・ネーゲル（Thomas Nagel）、Brain bisection and the unity of consciousness, in *Moral Questions*,1977.〔「脳の二分割と意識の統一性」、『コウモリであるとはどのようなことか』、永井均訳、勁草書房、一九八九年、二三二～五七頁〕参照。

（35） パトリシア・S・チャーチランド（Patricia S. Churchland）、*Neurophilosophy, Toward a Unified Science of the Mind-Brain*,1986.〔『神経哲学—心・脳の統一科学を目指して—』〕

（36） ヒラリー・パットナム（H.Putnam）、Philosophy and Our Mental Life, in *Philosophical Papers 2 :*

Mind, Language, and Reality, pp.291-303.

(37) S・P・スティッチ（S.P.Stich）、From Folk Psychology to Cognitive Science.(1983).〔『民族心理学から認知科学へ』〕

(38) P・S・チャーチランド、*Neurophilosophy, Toward a Unified Science of the Mind-Brain*, Chap.7.〔『神経哲学―心・脳の統一科学を目指して―』、第七章〕

(39) ネーゲル、What is it to be like a bat ? in *Philosophical Review*.83,1974,pp.435-450.〔『コウモリであるとはどのようなことか』、二五八～八二頁〕

(40) チャーチランド、前掲書、p.330.

(41) *ibid*.p.410.

(42) A・J・ペリオニス（A.J.Pellionisz）、Tensorial Approach to the Geometry of Brain Function : *Cerebellar Coordination Via Metric Tensor. in Neurosciences*.5,1980,pp.1125-36.〔※訳注　la théorie du réflexe oculo-vestibulaire〕

(43) チャーチランド、前掲書、第十章

(44) C・A・スカルダ(C.A.Skarda)、Explaining Behavior : *Bringing the Brain Back*, in *Inquiry*.29,1986, pp.195-198.

(45) P.Schweizer, *Intentionality, Qualia and Mind/Brain Identity*, p.274.

(46) ヴァレラ、Le cerveau n'est pas ordinateur, in *La Recherche*, p.109.

(47) メルロ‐ポンティ、*La structure du comportement*, p.239.〔『行動の構造』、三三〇頁〕

(48) *ibid.*p.195.〔前掲書、二六八〜二六九頁〕

(49) Montani, *La Maladie d'Alzheimer : "Quand la psyché s'égare"*, p.163〔『アルツハイマー病―プシケが錯乱する時―』〕〔※訳注　ソーマ（soma）はジェルマン（germen）（生殖質）以外の生体物質の総称。〕

第五章　精神病理学と無意味の問題

アルツハイマー病は生物学的世界における人間の精神現象の衰弱として現れる。ところで（精神分析における）精神装置という観点からすると、この精神現象の消滅は意味の領域が無意味の領域に変容することでもあり、ある精神病理学的形態のもとで表される。いくつかの高度な機能の制御、自尊心、それから他人との関係などが消滅することによって、アルツハイマー病患者は曖昧と非合理が支配するある衰弱の世界の中に突き落とされる。[1]わたしの考えではこのような衰弱を分析することによって最終的には、無意味の領域の概念的な諸規定を何よりもまず意味自体の可能性の諸条件に関係づけながら突き止められるであろう。

精神病理学における意味

現代哲学がたいていの場合、哲学と心理学の分離から構築されたことを思い返しておきたい。[2]たとえばフレーゲやフッサールはある客観的な意味の世界を取り戻すことを目指し、心理学的主体が意味の構築に介入することを排除しようと熱心に取り組んだ。したがって主観的な経験的知識というものは、現実との間の客観的関係を混乱させる危険性を常にはらむ無意味の源とみなされていた。しかしながらこの心理主義（心理学主義）との戦い――精神分析学もこの戦いに身を投じていた――は、科学論的限界として精神病理学の領域にぶつかる。(3) 心的症状は何よりもまず無意味としてあらわれ、患者の総体的な歴史に関連づけられるという条件下においてしか意味を持ちえない。意味形成の語用論的内容を考慮しながら、哲学的に問いかけることが精神病理学を見つめなおす新たな視線をもたらしたようである。なぜなら意味形成の語用論的内容が、意味の過程から切り離された連続要素を自然位置（インシテュ）で提示するからである。この学際的な比較研究の大筋を描いてみよう。

M・メルロ＝ポンティは意味が無意味とはっきりと区別されるのはただ表明されるという事実によってのみであると示唆している。けれども意味が完全に表現され尽くすことはありえないので、M・メルロ＝ポンティは《最も高い次元の理性が理性の欠如と隣り合っている》と述べている。(4) このように表明することは精神病理学に対する二つのレベルの問いかけとなる。まず第一にM・メルロ＝ポンティがそれとなく述べたように、精神の変調が無意味を指しているならば、精神病理学者が心的症状の理解のために用いる意味とはどのような性質をもつのであろうか？　第二に、どのようなものも決して完全には表現されえない、つまり意味と無意味のギャップは決して完全には乗り越えられないのならば、精神病理学の実践と理論のためにどのような結論を引き出せるのだろうか？　意味と無意味の弁証法と呼びうるものの分析を通してこれらの問題に取り組んでみたい。

まず最初に意味論的な次元をもつ最初のアプローチを試してみよう。《日常生活の精神病理学》はフロイトがそれを理論化したように、無意識の言い間違いあるいは失錯行為[5]といった明らかにどのような意味ももたない言語表現・仕草の表現・実践的な表現などの諸形態に関心をいだいた。通常は現実を参照している記号がそこではあらゆる意味を欠いている。しかしながらフロイトが示したように、これらの記号を主体の無意識的行為をつかさどる意図に関連づけるならば、より根源的なある意味レベルを引き出すことができる。[6]意味と無意味がどのような関係にあるのか、また両者が志向的領域を指していることを明確にするために、ここでハイデガーの命題学的（apophantique）言表と解釈学的（herméneutique）言表という有名な区別を援用することができよう。[7]命題学的言表とは《これこれのような（comme tel et tel）》何かを表し、他方、解釈学的言表はより含みがある意味の構造、つまり《～としての（en tant que）》という構造をもち、あらゆる命題学的言表にとって一つの前提条件となる。パオはこの区分を精神分裂病の研究に用いているし、シエシックは主体にとっての意味の出現に関する現象学的分析の中でこの区分を援用している。[8] この区分によって示唆されるのは、明白な意味というものは決して本来的〔元からあるもの〕ではないが、より本質的なある成分を指しているということである。

命題学的アプローチに関しておさえておきたいのは、フッサールが『論理学研究』の第二、四巻の中で、意味をもつ諸言表を規定する先験的な諸法則をあきらかにしうる形式的命題学を定式化しようと試みたことである。意味は最初からあるデータではなく、より本来的なある無意味のレベルに基づいて決定されている。この無意味のレベルは文法的にはあきらかに正しい表現であるが論理的な文法には従っていない。たとえば《緑・は・あるいはである（Vert est ou）》は《無意味》（*Unsinn*）な表現、すなわち、外形上はどうであれいかなる統一的意味も示さない単語の連続である。[9]

しかしながら統辞的な一貫性が守られたからといって、意味をもったある文章を生み出すにはまだ十分ではない。フッサールによれば、ある文章が意味をもつのは文章に対応する対象が実在する場合のみである。《対象の欠如（無対象性）》（*Gegenstandslösigkeit*）は、《金の山》のような言表が示すように非現実の架空の世界に表現を位置づける。[10] D・フェレスダルが現象学は錯覚と幻覚の諸形成を説明しうると言いえたのはこうした見地からである。[11] 幻覚などの現象が生じるのは、知覚する主体における志向性をもつ諸構造がいかなる対象をもたない場合である。

けれども《対象の欠如》という概念は逆に意味の領域を規定するには不十分である。そこでフッサールは《意味の不在（無意味性）》（*Bedeutungslösigkeit*）という概念も導入したのである。つまり《対象が欠如》した表現でも表象可能性は保たれているのに対して、フッサールが《反意味》[12]（*Widersinn*）と名づけたいかなる参照をももたない言表レベルにおいてはもはや表象可能性すら存在しない。《四角い円》のような表現は《キマイラ（絵空事）》である。というのもこの表現においては、それぞれが固有の意味をもってはいるが、互いに排斥し合ういくつかの言葉が並んでいるにすぎないからだ。

フロイトによる機知と滑稽についての分析がこれと似たような論理的アプローチによって行われていることを指摘できる。フロイトによれば、機知と滑稽という二つの現象は論理的矛盾の原則に従わない無意識の諸メカニズムを示している。機知は論過（偽論理）（paralogisme）[13]という形で矛盾原理に対する違反をごまかしているが、[14]滑稽は違反していることをはっきりと具体的に示している。

意味と無意味

フッサールの定義に従って、フロイトは機知は反意味に属し滑稽は無意味に属すると説明している。[15]フロイトによると、無意味と反意味という両概念は決して絶対ではないが、前意識的メカニズムや意識的メカニズムを規定する二次過程に関係づけられるべきである。しかしながら無意識的な諸メカニズムに特徴的な一次過程に比べれば、無意味と反意味という両概念は操作的である。

ところで、精神病理学の目的は無意味を意味に変えることなのだろうか？　この問いの表現を明確にしていこう。まず最初に指摘しておきたいが、症状を客観的に説明する病因論や症候学に基づく諸モデルは、病人が自分の精神病理に与える意味全体に組み込まれない限り治療の効能をもたない。純粋に客観的なある理論やある解釈は、患者の認識では無意味の領域に属したままである。なぜなら患者はそこに自らの行動や思考の一般的な枠組みを見つけることができないからだ。だからヤスパースがディルタイ以後に提案したように、説明という観点と症状の理解という観点を区別しなければならない[16]。したがって患者自身の観点を重視するならば、意味論の領域に属するいくつかの概念を精神病理学に適用することが可能になる。

心的症状を客観的に説明するために優先して理解すべきなのは、その症状を規定している意図、すなわち症状がうながそうとしている実現である。症状に入り込んでいる欲望の性質がどのようなものであろうと、欲望は常に実現を目指す行動を含んでいる。この段階でフッサールが定義した命題学の領域を離れて、ハイデガーが命題学に対置した解釈学の領域に取り組むことにしよう。ハーバーマスやリクールが構造主義や精神分析記号学に対し解釈学の名において挑んだ論争に踏み込むつもりはないが、ただ次のことだけは指摘しておきたい。ハイデガーによれば、解釈学とは意味と無意味の両方がありうる諸条件を規定する、より根源的なある意味レベルの発見を目指す学問である。実際、命題学から解釈学に移る過程で語用論的領域に入るので、本来の意味における意味論的領域は放棄される。この語用論的領域は、間主観的コミュニケーションの使用者たち、発話行為の状況、生じる諸行為などを考慮するものであり、これこそが、フロイトが特に《日常生活の精神病理学》についてあきらかにしようと試みたことである。フロイトは、故意ではないがそれだけにいっそう意味ありげに見えるいくつかの状況の意味を次のように分析している。

ある暗示的な行為を行った本人は、他の人がその行為から引き出したいくつかの結論に対してこの上ない苛立ちを覚える。そして彼はそれらの結論が誤っていて根拠がないとはっきり言う。それは彼が、自分をその行為に導いた意図を意識していないからである。だからしまいには他人はわかってくれないとか、誤解されたとか愚痴をこぼすのだ。よく考えてみるとこのような誤解は、人が理解し過ぎてしまう、繊細の度が過ぎるほど理解してしまうという事実に起因している。(17)

フロイトのこのテクストは日常生活の精神病理学だけに適用されるわけではなく、実際、意図という言葉には異なった二つの使用法があることを明らかにする。ダニエル・ヴィドロシェが述べたように、行動の志向性と、その行動を実現する行為者の志向性を区別する必要がある。[18] 意識的主体が志向性をもたないとみなしている一つの行為でも現実化を目指す特殊な意図を運んでいる。したがって、心の二次過程をも指揮している命題学的な諸基準によって無意味なものとして拒絶されたある行為でも、この二次過程を担う無意識的な心的行為があきらかになるときに意味をもちうるのである。

行動と意図

ここで哲学的な見地から提起されるのは、ある行為者にとっての自律した志向性をもつ一行為の意味という問題である。この志向性はまさに無意味の領域に属してはいないだろうか？　周知のようにヴィトゲンシュタインによれば、ある行動が本来人間的であるのは、それが行為者に固有な理由から生じていて、行為者から独立した原因だけから生じているのではない場合である。この理由はただたんに主観的なだけではなく行動の現実性を定義している。[19] ところで理由と原因の分離から生じるのは精神病理学的行動の本質である。ここで《克己の欠如（意志の弱さ）[20]》の分析を通して、このような形成の構造を明確にしてみよう。

《克己の欠如（意志の弱さ）》はJ・トリコが《不節制（intempérance）》という言葉によって翻訳した用語で、《諸情念に対する意志の弱さ》を表すが、それを説明するためにドナルド・デイヴィドソンは、患者《ねずみ男》の強迫神経症の例をフロイトから借りている。実際、この病理はある行動を実現させようとする欲望とこの行動に伴う意図の対立を表している。克己の欠如した人は意図的に行動するが、より良いと自分が考えていることに自分を向かわせる傾向に反する仕方で行動する。したがってデイヴィドソンが《非合理性のパラドックス》と呼ぶものは、次のような強迫神経症にかかっている男性のケースによって分かりやすく説明できるだろう。彼は行く手を塞いでいる太い木の枝を脇へどけ、通り過ぎた後で振り向き、どかした木の枝を元あった場所に置き直す。[21] この男はある意識的な理由に対立する無意識的な原因に従って行動している。[22] 合理的行動における志向的な理由は客観的原因に変化するが、病理的な諸状況では諸理由の領域と諸原因の領域が食い違うケースに出遭う。[23] フロイトの見方からするとこのギャップは局所論の用語によって分析されるべきである。たしかに、ある意味のある行動を遂行したいという欲望を一般的に抱かせる合理的な理由と、ある非常識な行動に帰着する非合理的原因との間の対立が、二次過程において実際に確認されるのである。ところでメタ心理学的なアプローチを用いいれば、一次過程のレベルで前もって非合理的だとみなされたこの原因は、個別的なある命題内容をそれ自体で実現しようとする志向性をもった無意識的動機を形成していることになる。したがって志向性は行為者の意識的な欲望の側だけにあるのではなく、無意識的レベルでも行為者が遂行する行動に関係しているのだ。だが、このようなアプローチにとっては行為者の明確な意図を確認することが特に難しい。P・リヴェが指摘するように、一般的に正確な意図を決定しようとすると《真偽が決定不可能な探求》に迷い込んでしまうことになる。(24)

ロイ・シェーファーが示したように、メタ心理学が《アクション‐ランゲージ》(*action-language*)(25)を用いることによって人間のあらゆる心的現象を説明できるとするならば、理由を原因へと変え損なったすべての失敗に対する精神病理的諸行為の領域を定義できるだろう。一般的に精神病理状態は実践‐認知的変調から生じると言えよう。したがって抑うつ病がいくつかの記憶の欠落が組み合わさった活動の鈍化に起因している一方で、精神分裂病は言語の崩壊、そして選択的注意力や情報符号化の変調を示すことになるであろう。(26)このように精神病理学は、心的情報の取り扱いにおける変調、特に行動を決定したり統御したりする諸過程にかかわる変調をより明確に説明できるだろう。この考え方は、認知心理学を用いて神経学の領域とメタ心理学の領域を統合しうるがゆえに、科学的見地から大変興味深い。もちろん、科学論の見地からするとこの考え方に含みを持たせる必要はある。次のような事実は常に頭に入れておきたい。P・フェディダが指摘しているように《いくつかの基礎研究の科学的発展は、互いに翻訳できない異質性が維持されている時期と、ある研究がある別の研究に対して、ある瞬間に——そのようなつもりはないのに——出し抜けに間接的な影響を及ぼすというまるで突然変異が起こったような時期を通り抜けるのである。[27]》このような慎重さを心に銘記していれば、われわれは、《普通の》状態と《病気の》状態、また精神的領域と生物学的領域との間のある連続体を基礎づけるためにD・ヴィドロシェが《換入の操作子》と名づけたものをテストできるだろう。[28]

精神病理学を総合的な視野の中に置いた場合、きわめて重要な二つの哲学的問題が明らかになると思われる。

（1） 精神の領域に関するいくつかの研究分野をこのように統合することがさらに発展する方向へ向かい、理論上とはいえ、たとえばフロイトが望んだように精神分析が一つの自然科学になろうとするならば、意味と無意味の問題は別なやり方で提起されるのだろうか？ その場合、主観性の概念規定はどのようなものになるのだろうか？

（2） 《脳》と《精神》を唯一つの概念に統合しようとする現在のいくつかの試み、そしてこれらの試みが精神病理学に提供するさまざまな観点、これらは道徳の根拠を医学に求めることによって魂の諸情念を制御しようとするデカルトの夢を実現できるだろうか？より一般的な言い方をすると、本来倫理的な諸問題の解明に関して精神病理学はどのような役割を果たせるのだろうか？

これらの問題は、精神・倫理的行為と生物学的行為を統合するある一般語用論の枠内で検討されなければならない。そうするためには精神病理学の基盤についての科学論的省察が是非とも欠かせない。

精神病理学の認識論

科学論学者はある特定の科学分野に関する反省的な研究の促進を目指しているが、精神病理学の分野に対しては一抹の不安を感じながら取り組んでいる。たしかに、この専門分野自体がその対象をしっかりと理論化されていないように見えるのは、おそらく《病理解剖学》の対象との間に範列関係があるので精神病理学の対象が外見上は明白なある意味内容をもってしまっているからだ。この範列関係は十九世紀に臨床精神医学の形成を促した一因であり、この関係によって臨床精神医学が有機体自体のレベルで体と心、生命と精神といった哲学的二元論をどうやって統合しようと試みたのかをすでに垣間見ることができる。

精神病理学を厳密に概念化しようとすると不都合が生じるが、その主な原因はこの学問が非常に不明確なことにある。十九世紀の精神病理学が《精神についての生理学》に対応する《精神についての病理学》を含むならば、[29] 精神病理学が対象とするのは、一九〇一年のフロイトにおける無意識の言い間違いのような厳密に言えば病理的ではない日常生活の諸様相となるだろう。[30] しかしながらフロイトは一般病理学にならって精神病理学を考案した。つまり、〔たとえて言うならば〕精神神経症を中毒の諸現象あるいはバセドー病やアジソン病[31]と比較したわけである。[32] 厳密な意味での精神医学はヤスパースが望んだように[33]精神病理学という用語を断固として一般的な意味で用いるであろうし、また個別的な型を《症状[34]》あるいは特有な状況[35]と形容するためにその用語を使うだろう。

ところが実際は、この非常に不明確な側面こそが何よりもまして科学論学者の関心を引くのである。《精神構造の‐疾患についての‐言説》を意味する«psycho-patho-logie»という用語の語源が、すでにメタ言語的用法、つまり言説が示す個々の探求領域の外部にある用法を示している。こう考えると精神病理学は実際の諸分野全体を指すと言えるだろう。まず諸分野の相違点があってそこから統合への試みが生じるわけだが、この試みには問題点が多いようである。たとえば精神病理学の《科学的な諸原理》を発見しようとしたD・

R・ヘムズリー、P・E・マレン、D・テーラーらは、精神病理学を《実験的》、《説明的》、《精神分析的》という風に層状に分類した。[36] 一方《人格》を強調するT・ミロンはといえば、精神病理学的分野を《生物物理学の》、《心理装置内部の》、《現象学の》、《行動の》という異なる四つのレベルに従って規定した。[37] この二つのアプローチの相違点、つまり前者が精神病理学に固有の《方法》を強調し、後者がその《対象》を強調しているという相違点には後でまた立ち戻ることにしたい。実際、このような不一致が表しているのは精神病理学的領域の不均質性なのである。ここで精神病理学の主題の統一性に関する理論的基盤を明確にしてみよう。

J・ベルジュレの表現によれば、精神病理学の領域は《構造的系列》に沿って組織されている。[38] 一九二四年にフロイトはこの系列の構成を《発生論的》なやり方で要約しようと試みた。

　転移神経症は自我とエスの葛藤に対応し、ナルシシズム神経症は自我と超自我の葛藤、精神病は自我と外界の葛藤に対応する。[39]

実際、これら三つの精神病理学的構造は、発生学に関する章〔第二章〕で触れたようにヘーゲルが《三段論法》と呼んでいたものを否定的な形で構成している。[40] この概念モデルを用いると、ナルシシズム神経症は普遍性の見地から考察した主体の自分自身との関係として、また転移神経症は主体と自分の中の他者との間の特殊な否定的関係として、そして精神病は外界との間の特異な否定的関係としてそれぞれを理解することができる。おそらくこのようなアプローチは精神分析それ自体がある否定性（負性）の理論を生み出したという事実によって立証されうる。フロイトによれば、生の欲動が生み出したものを破壊する傾向をもつ死の欲動に固有の解放エネルギーによって精神障害を説明することができるだろう。生物学的な観点からして死は生物学的必要性であり、死がなければ性的行動自体が《目的を失ってしまう》[41] ならば、死の欲動は以前の状態への回帰を目指すことによって欲動の性質そのものを表している。[42] 死の欲動は初期の統一性を保ち増大させようとするエロスもしくは《生の欲動》に対立すると同時に結びついてもいる。[43] フロイトの説明によれば、精神病理の諸形成はすべてこの二つの型の欲動が結ぶ最良の関係にある大きな変動が生じたことに起因する。[44] しかしながら常に以前の状態（無機的状態）を再生しようとする死の欲動は転移現象[45] の原因であるから、この欲動は治療学が成り立つ条件の一つでもある。このように――精神的葛藤とその葛藤を解決しようとする努力の源である――死の欲動がもつ矛盾した性質によって、N・O・ブラウンがある《弁証法》と名づけたものが実行に移される。この《弁証法》の目的は無意識を意識化することである。[46]

精神病理学の特性

この弁証法的な観点によって精神病理学の概念的な争点を垣間見ることができ、よってこの分野を科学論的に規定しやすくなる。この規定はおもに、精神病理学の対象の定義、その方法の説明、そしてその科学性の検証に関わってくる。

精神病理学の対象は精神分析学の対象とは異なる。ラカンが指摘しているように精神分析は人間についての学問ではなく、人間に欠けているもの、しかも《絶対的欠如ではなく、ある対象の欠如》についての学問である。[47] だから精神病理学にとって精神分析学はまちがいなく本質的な貢献をしているがそれを適用する領域が違うのである。精神病理学はまず第一に症候学と病因論によって定義される。そこでアンリ・エー、ポール・ベルナール、シャルル・ブリセらによる『精神医学マニュアル』の構成を見てみよう。第一部《急性精神病》に含まれるいくつかの章では、「診断（用の概要）」の次に《精神病理的問題の概要》と題されたパラグラフ、その後に「治療（に関する指導要綱）」、という順番が見られる。したがってこの『精神医学マニュアル』は、たとえば抑うつ状態やうつ病の発作に関して、認識形而上学的（認識をめぐる）次元の諸考察を通して精神分析的そして現象学的レフェランスを用いながら隠れた諸構造を抽出しようとしている。[48]

精神病理学における方法の問題はまちがいなくさらにはっきりした仕方で、一科学がその対象と結んでいる関係についての問題を提起し直す。G・カンギレムが力説したように、対象を把握するために使用される方法を犠牲にすることによって長い間対象の方が優遇されてきた。けれども《すべての科学は程度の差はあれ〔認識の出発点となる〕経験的データを手に入れ、その結果そのデータの構成によっていわゆる自分の領域を手中にするということが明らかになると、科学という概念は徐々にその対象よりもその方法を重要視するようになってきた[49]》。実際、このような進展は巨視的物理学的調査から微視的物理学的探究への移行に伴って二〇世紀に起きたパラダイム変化に由来するが、微視的物理学的探究は、研究対象と観察者が対象を占有するために使用する方法との相補性を通してしか成り立ちえない。[50] フロイトはまさに無意識を認識することを対象と方法の不可分性に関係づけている。実際（精神分析的）治療は無意識的な素材を意識的な知覚装置を介して発見しようとする。したがってわれわれは《言ってみれば無意識的な心の諸現象に一連の意識的事実を付け加える》のである。[51] ここでの意識的事実とは干渉を表している。つまり研究対象である無意識の領域を観察している者たち（患者とその精神療法医）に固有の方法である。

転移関係は《観察される》レベルと《観察する》レベルとの間にある真の弁証法を設け、精神病理的状況とその治療の根底にある干渉や大まかな構造を説明でき、そしてさらに特徴的なことであるが、次の章で取り上げる《命題的》と呼ばれる心的態度を見定めて解明できるように思える。命題的態度はK・ヤスパースによる《説明》と《理解》という区別に一つの具体的な意味を与えるので、精神病理学的探求の方法論そのものを規定するようである。[52]もちろん精神の疾患についての疾病学や病因論が何らかの客観性をもつと主張しうるとしても、精神療法の諸問題に取り組む場合は事情が違ってくる。なぜなら精神療法の問題は、患者にとって症状がもつ《意味》、常に個別化された《意味》を必ず考慮するからである。[53]

ここまでの考察から説明的と意味論的という二重の性質から生じる精神病理学の科学性に関する問題が鋭く提起される。

精神病理学と科学性の問題

神経科学と精神薬理学が時を同じくして発達したことによって、精神病理学は自然科学――まさしくフロイトが無意識の発見以来、心理学のために要求した規定[54]――と同列に置かれるようになったと思える。しかしながら精神病理学が自然科学と同一のレベルに達したという思い上がりにはいくつかの条件が付くし、それらの条件も満たされているとはとても思えない。その諸条件とは特に、理論と治療の次元での説明の性質、説明の客観性のレベル、説明から抽出できる諸法則、進歩的ないくつかの仮説の実証、責任を負わされた原因の性質などである。ここで今述べた諸条件をつぶさに検討することはできないが、少なくともこれらのさまざまな条件を心理学的諸分野一般の内部で実証することが難しいということは指摘できる。だからこそK・ポパーは精神分析の主張が反駁可能性をもたないという理由でこの学問を科学的な領域から締め出したのである。(55) このポパーの断定が大げさでそのうえに正確でないとしても、A・グリュンバウムが示したように(56)この断言によって諸自然科学に対する精神現象研究の特性が明らかになるという利点はある。この特性が特に際立って見えるのは諸分野の中でも精神病理学の領域に取り組む場合である。この学問はいわゆる《通常の》状態では観察することが事実上不可能ないくつかのメカニズムをあきらかにしようとするからだ。たとえばM・イーグルはK・ヤスパースの思想的路線に沿って《臨床理論》を《メタ心理学》に対置させている。《臨床理論》という概念は《人格》にかかわり、それを個人的な意味の網の目の中に組み込む。一方《メタ心理学》という概念はある物理主義的言語を用いていくつかの客観的メカニズムを説明する。(57) では、この主張は科学性の問題をメタ心理学だけに集中させなければならない、ということを意味するのだろうか？　このような問いは二種類の問題に突き当たるようだ。

第一の問題は、以前にも指摘したように精神病理学は《原因》を扱うのではなくて《理由》すなわち《動機》を扱うという事実にかかわる。実際R・シェーファーが《精神力動》[58]と呼ぶものは主に患者の諸行動に関係している。患者の諸行動は、過去の行動が必要とするある連関から生じるわけではなく理由によって把握され、何よりもまずこれらの行動を理解可能にする《再描写》なのである。この指摘だけで物理主義的アナロジーそのものを問い直すのに十分であろう。

二つ目の問題は心理学的分野一般における対象のパラドックスに関係する。つまり、この分野の対象が外界の時間・空間的規定を免れているというパラドックスだ。近接性は自然空間に固有のものであるが、本質的に語用論的な《心の空間》には適用されない。というのもP・フェディダが指摘するように《精神構造の場所（*lieu*）という仮説は精神生活の位置づけに全く合致しない》[59]ので、心的位相は意識的、無意識的を問わず心的行為全体を表しているにすぎない。実際には、このような非‐位置性は連続の問題と関連している。[60]無意識は時間性を知らず、時間性はフッサールが《過去‐未来志向をもつ》[61]と特徴づけた構造を介して二次過程のレベルに現れる。この《過去‐未来志向をもつ》構造とは、現在を起点に過去あるいは未来へと投影されるいくつかの志向的な形態を表す。この意味の照準（ねらい）は、転移関係にある現在を通して過去を再構成する、というよりも一つの歴史を新しく構成する治療作業に介入しているように思われる。したがってD・P・スペンスの表現によれば、治療の真実とは歴史的では決してなく《叙述的》であり、過ぎ去った原因に由来するのではなく未来の結果をもたらす傾向がある。[62]

このように精神病理学における因果関係の概念を検討してみると、神経生物学と精神分析学の間に《換入の操作子》を置くことはかなり困難であることがわかり、結局、精神病理学的な合理性は《コミュニケーションについての一語用論》として現れることになろう。[63]この合理性をそのようなものとして、意識的、無意識的な心的過程の全体を説明しうる認知についての全般的な理論的展望に組み込まなければならない。[64]そうすることによって、精神病理学の現代的な方向づけを実際に決めうる、生物心理学的で《相互主義的な》アプローチが有効なものになるだろう。

注

（1）　M.Bahro, E.Silber and T.Sunderland, How Do Patients with Alzheimer's Disease Cope with Their Illness ? A Clinical Experience Report, in *American Geriatric Psychiatry, JAGS*,43,1995,41-46.

（2）　P.Engel, Etats d'esprit, *Questions de Philosophie de l'Esprit*, p.7.

（3）Y.Brès, Psychologism. in *Sense and Nonsense. Philosophical, Clinical and Ethical perspectives.* Edited by J.J.Rozenberg.1996.

（4）メルロ‐ポンティ、*Sens et non-sens,* pp.8-9.〔『意味と無意味』、永戸多喜雄訳、国文社、一九七〇年、「感覚的な事物の場合と同じく、芸術作品や理論においても、意味は記号から切離されない。従って、表現は決して完結されないのである。最も高度の理性が背理と隣り合っているのである。」（一〇頁）〕

（5）※訳注　失錯行為（acte manqué）は、意識的意図に反しているが無意識的欲望を表している行為。

（6）フロイト、Zur Psychopathologie des Alltagslebens, G.W. IV. p.235.〔「日常生活の精神病理学」『フロイト著作集4』、生松・懸田他訳、人文書院、一九七〇年、一八一頁〕。

（7）M・ハイデガー（Martin Heidegger）、*Sein und Zeit,* pp.27-38.〔『存在と時間』、上巻、〔松尾啓吉訳〕、勁草書房、一九六〇年、五七～六九頁〕

（8）R.D.Chessick, Phenomenology of the Emerging Sense of Self, in *Psychoanalysis and Contemporary Thought,* 15.1.(1992) p.66.

（9）エドムント・フッサール（Edmund Husserl）、*Logische Untersuchungen,* p.54.〔『論理学研究2』、立松弘孝・松井良和・赤松宏共訳、みすず書房、一九七〇年、六四頁〕

（10）*ibid.* p.55.〔前掲書、六五頁〕

（11）D・フェレスダル（Dagfinn Follesdal）、Husserl's Theory of Perception, in *Husserl, Intentionality and*

Cognitive Science, Edited by H.L.Dreyfus. p.95

(12) ※訳注　反意味（contresens）とは「四角い丸」のように、形式的に不可能または自己矛盾的な表現のもつ意味。その対象は存在しないが思考の対象とはなりうる。

(13) ※訳注　論過（偽推理）とは論理学用語で論者自身が気づかない誤った推論。故意に人を惑わす意図をもつ詭弁（sophisme）と対立する。

(14) ローゼンベルグ、*Philosophie et folie : Les fondements métapsychologiques de la métaphysique*, chap.VIII.〔『哲学と狂気―形而上学のメタ心理学的基盤―』、第八章〕参照。

(15) フロイト、Der Witz und seine Beziehung zum Unbewussten. G. W. VI. p.127&286.〔「機知―その無意識との関係―」、『フロイト著作集4』、三二五～三二六頁〕

(16) カール・ヤスパース（Karl Jaspers）、Causal and "meaningful" connexions between life, history and Psychosis, in *Themes and Variations in European Psychiatry*, Ed.by S.R.Hirsch and M.Shepherd, p.86.また、G.R.Gillett, Neuropsychology and Meaning in Psychiatry, in *The Journal of Medecine and Philosophy*.15,1990,pp.21-39.参照。

(17) フロイト、Zur Psychopathologie des Alltagslebens. G.W.IV.p.235.〔「日常生活の精神病理学」、前掲書、一八二頁〕。

(18) ダニエル・ヴィドロシェ（Daniel Widlöcher）、*Métapsychologie du sens.* p.58.〔『意味のメタ心理学』〕

(19) ウィトゲンシュタイン（Wittgenstein）、*The Bleu and Brown Books.* p.15.〔『青色本・茶色本』、

大森荘蔵、杖下隆英訳、大修館書店、一九七五年〕

（20）※訳注　アクラシア（akrasia）

（21）ドナルド・デイヴィドソン（Donald Davidson）、Paradox of irrationality, in *Philosophical Essays on Freud*, Edited by R. Wollheim&J.Hopkins, p.294.また、アリストテレス、*Etique à Nicomaque*. Trad. franç. J.Tricot. Paris, p.315.〔『ニコマコス倫理学』〕、フロイト、Bemerkungen über einen Fall von Zwangsneurose. G.W. VII. p.414.〔「強迫神経症の一例に関する考察」、『フロイト撰集16』、一一〇六頁〕参照。

（22）デイヴィドソン、前掲書、p.294.

（23）さらに正確に言うと、真に合理的な規定をもっていると主張するためには行動が行為者のさまざまな信念にも合致していなければならないということである。また、G・R・グライス、Are there reasons for acting ? in *Midwest Studies in Philosophy*. III,1978,pp.219-220.参照。

（24）P.Livet, Les catégories de l'action collective, in *Les logiques de l'agir dans la modernité*, Publié sous la direction d'A. Tosel. p.218.

（25）ロイ・シェーファー（Roy Schafer）、*A new Language for psychoanalysis*, p.128.〔『精神分析のための新しい言語』〕

（26）ヴィドロシェ、M・C・ハーディー－ベイル、Cognition and Control of action in Psychopathology. in *European Bulletin of Cognitive Psychology*.9,1989,pp.583-613.参照。

（27）ピエール・フェディダ（Pierre Fédida）、A propos de l'article de D.Widlöcher : *Neurobiologie et* psychanalyse, *Les opérateurs de commutation,* in *Revue Internationale de Psychopathologie.*2,1990,p.361.

（28） ヴィドロシェ、*Neurobiologie et psychanalyse, Les opérateurs de commutation,* in *Revue Internationale de Psychopathologie,*2,1990.〔※訳注　換入の操作子（les opérateurs de commutations）。換入（commutation）は言語学用語で言連鎖の一点での選択的入れ換えを指す。〕

（29） H.Maudsley, *The physiology and pathology of the mind.*1867.〔『精神の生理学と病理学』〕

（30） フロイト、Zur Psychopathologie des Alltages Lebens. G.W.IV.〔「日常生活の精神病理学」〕。

（31） ※訳注　アジソン病（maladie d'Addison）—無力症や過剰色素沈着などを主病状とする慢性副腎不全。

（32） フロイト、Meine Ansichenuber die Rolle des Sexualitat in der ätiologie der Neurosen, G.W.V. p.158.〔「神経症の原因における性」、『フロイト著作集10』、高橋義孝他訳、一九八三年、三三〜四九頁〕

（33） ヤスパース、*Allgemeine Psychopathologie,*1973.〔『精神病理学概論』、理想社「ヤスパース選集」〕

（34） W.Scott, A reclassification of psychopathological states, in *International Journal of the Psychoanalytical Association* 43,1962.

（35） R.Laforgue, *Psychopathologie de l'échec.*1939.〔『失敗の精神病理』〕

（36） P.Mc Guffin, M.F.Shanks, R.J.Hodgson, *The Scientific Principles of Psychopathology,* pp.577 - 674.〔『精神病理学の科学的原理』〕

（37） T.Millon,Theories of Psychopathology and Personality. *Essays and Critiques,* p.XII.

（38） J・ベルジュレ（J.Bergeret）、La personnalité normale et pathologique. *Les structures mentales, le caractère, les symptômes,* pp.65-130.

（39）フロイト、Neurose und Psychose, G.W.XIII.p.390.〔「神経症と精神病」〕

（40）ヘーゲル、*Wissenschaft der Logik.*II.p.309.〔『大論理学』〕

（41）ジャック・リュフィエ（Jacques Ruffié）、*Le sexe et la mort,* p.316.〔『性と死』、仲澤紀雄訳、国文社、一九九〇年、三五六頁〕

（42）フロイト、Das Unbewusste, G.W.X.p.286.〔「無意識について」〕

（43）フロイト、Jenseits des Lustprinzips. G.W.XIII.p.38.〔「快感原則の彼岸」、『フロイト著作集6』、一七八頁〕〔※訳注　「自我とエス」、『フロイト著作集6』、二八四～二九〇頁参照。〕

（44）フロイト、Abriss der Psychoanalyse. G.W.XVI p.71.〔「精神分析学概説」、『フロイト著作集9』、一六〇頁〕

（45）※訳注　転移—精神分析用語で幼児期における親に対する感情が分析場面で分析者に向けられること。

（46）N.O.Brown, Life against Death. *The Psychoanalytical Meaning of History.*1970.p.321.

（47）ジャック・ラカン（Jacques Lacan）、Réponse à des étudiants en philosophie sur l'objet de la psychanalyse, in *Les cahiers pour l'analyse.*3(1966),p.12.

（48）アンリ・エー（Henri Ey）、ポール・ベルナール（Paul Bernard）、シャルル・ブリセ（Charles Brisset）、*Manuel de psychiatrie,* pp.270-271.〔『精神医学マニュエル』、小池淳訳、牧野出版、一九八一年、五一～六六頁〕

（49）カンギレム、Qu'est-ce que la psychologie ? in *Etudes d'histoire et de philosophie des sciences*, p.366.〔「X心理学とは何か?」、『科学史・科学哲学研究』、四三一頁〕

（50）P・ファイヤアーベント（P.Feyerabend）、*Contre la méthode, Esquisse d'une théorie anarchiste de la connaissance*, Trad.franc. p.249.〔『方法への挑戦—科学的創造と知のアナーキズム—』、村上陽一郎、渡辺博共訳、新曜社、一九八一年〕

（51）フロイト、Abriss der Psychoanalyse. G.W.XVII.p.81.〔「精神分析学概説」、前掲書、一六九頁〕

（52）ヤスパース、Causal and "meaningful" connexions between life, history and Psychosis, in *Themes and Variations in European Psychiatry*. Ed. by S.R.Hirsch and M.Shepherd. p.86.

（53）G.R.Gillett, Neuropsychology and Meaning in Psychiatry, in *The Journal of Medecine and Philosophy*.15,1990,pp.21-39.参照。

（54）フロイト、Abriss der Psychoanalyse. G.W. XVII. p.81.〔「精神分析学概説」、前掲書、一六八頁〕

（55）K・ポパー（K.Popper）、*Conjectures and Refutations*. pp.35-37.〔『推測と反駁—科学的知識の発展—』、藤本隆志、石垣壽郎、森博訳、法政大学出版局、一九八〇年、五八〜六五頁〕

（56）Adolf Grünbaum, The Foundations of Psychoanalysis *A Philosophical Critique*. p.273.

（57）M.Eagle, *Recent developments in Psychoanalysis*. p.148. また、シェーファー、*A New Language for Psychoanalysis*. p.204.参照。

（58）※訳注　原文は la psychodynamique

（59）ジル・フォコニエ（Gilles Fauconnier）、*Espaces mentaux. Aspects de la construction du sens dans les langues naturelles.* p.32.〔『メンタル・スペース—自然言語理解の認知インターフェース—』、坂原茂、水光雅則、田窪行則、三藤博訳、白水社、一九八七年〕参照。また、フェディダ、Théorie des lieux.(2e partie). in *Psychanalyse à l'Université*.14.56.1989. p.11.参照。

（60）※訳注　原文は atopie（=a-topie）

（61）※訳注　原文は les structures retentio-protentionnelles

（62）D.P.Spence, Narrative Truth and Historical Truth. *Meaning and Interpretation in Psychoanalysis.* p.274.

（63）ヴィドロシェ、Neurologie et psychanalyse. Les opérateurs de commutation. in *Revue Internationale de Psychopathologie*.2,1990,p.343.

（64）ヴァレラ、E・トムソン、E・ロッシュ、Sciences cognitives et expérience humaine (Trad.franç.) Le Seuil, pp.86-87.参照。

第六章　生命と精神の境界面（インターフェース）

精神病理学は言語コミュニケーションの精神的な内容を説明するものであり、言語行為の生成が優遇される一分野と見てよいだろう。したがって他方で現代心理学が十二分に活用している語用論的方法を無意識の諸過程に適用しても全く問題はないだろう。このように試みるためには何よりもまず、行為と言語という二つの概念の関係を説明しなければならない。メタ心理学的形成物においてはたらく、たとえば《幻想》のような発話行為は、《欲望》や《信念》のような《命題的態度》の分析を通して、つまりある客観的な現実を記述するだけではなくこの現実に対する主体の心的態度をも表す命題の分析を通して治療過程の理解に役立つにちがいない。

メタ精神病理学と語用論

《メタ精神語用論》(1)という造語を用いる諸条件を正当化するためには、メタ心理学と語用論の両分野を均質にしうる諸概念を突き止めて定義すべきである。まず最初にフロイトが一八九五年に提案した行動についての理論はさらに広い神経生理学的な視野に収まるということを指摘しておきたい。フロイトの『科学的心理学草稿』の中で述べられた《心的エネルギー的》解釈は、将来練り上げられることになるメタ心理学の諸概念を予見させる。当時フロイトが確立したニューロンの体系は、放出（*Abfuhr*）の過程を体系における一次的な基本機能と位置づけている。量（Qn）を抑制するものとしてのニューロン（Ψ）の備給が限界（閾）に達したとき、生体は《特殊行動（特殊行為）》（*spezifische Aktion*）に訴える。[2] この行動は《充足の吟味》を介して一定量の刺激を放出できる。このような経験に必要なのは、欲望する瞬間に、自我から来る抑制を対象への備給を弱めるやり方で操作する認知的な思考である。ところでフロイトが力説しているように、この放出の手段は子供の発育の早過ぎる段階ではその種（＝人間）に特有の仕方では働きえない。放出経路は手助けをしてくれる人の介入を必要とする。個体発生の見地からすると、このような《充足の吟味》の影響はたいへん重要である。まず第一に、この吟味は他性の規定を決定し、《相互理解》を誘発して倫理の世界へと道を開く。フロイトもこう表現している。《このようにして人間の原始的よるべなさ（無力）（*Hilflosigkeit*）はあらゆる道徳的動機（*Motive*）の源泉となるのだ。》[3] その一方で言語活動は量の揺れ幅を規定する心的体系の《放出》を表わしている。だが、言語活動が特別であるのは、言語というものがそれ自体が欲望を和らげるためになされる特殊行動の代替物であると同時に、充足の吟味を先取りしているからである。[4]

フロイトが一八九五年の時点で《特殊行動》の概念を《欲動》理論の雛型として解釈できていたならば、その後、内的な充足体験よりもむしろ《現実（*Realität*）の適切な変化》を指す《行動》の概念を練り上げることにより、《欲動》理論の争点を改めていたことであろう。[5]ところが実際は、フロイトの第二局所論はこのような内部と外部の対立を相対化させることになる。なぜなら自我が行動への移行を本当にコントロールしているとするならば、この移行は《エスの意志をまるでそれが自我に固有の意志であるかのように行動（*Handlung*）に》翻訳しているだけになってしまうからだ。[6]この内部と外部の関係を明確にしていこう。

一八九五年にフロイトは、外的知覚と内的記憶（外部から受け取る知覚と内部から受け取る知覚）とを区別する基準の起源を《抑制》の中に見出した。[7]《抑制》はこの区別する機能によって自我の機能的な制限の方向へと作用し、外部との関係に幅を持たせることができる。神経症のいくつかの形態においてはこの《抑制》によって、エスあるいは超自我との葛藤を回避するためについには行動への移行が完全に阻まれてしまう場合さえある。《抑制》[8]はまた、喪の悲しみやうつ病におけるような情動抑圧の結果としてはたらくこともある。[9]いずれにせよこのような《否定的行動》は内的な代理形成として症状に表れる。

行動と言語化

フロイトによると、治療の効果はエスにおいて抑圧されているものを《意識させる行動》(*Bewusstmachung*)から生じる。[10]フロイトはここで《意識的になる》(*Bewusstwerden*)という表現ではなく、使役動詞《Bewusstmachen》から派生した表現を使っている。意識への到達はある二重の過程の結果である。D・ヴィドロシェが提案したある区別を援用するならば、精神分析学者は行動の《主体(主語)》として治療の場にあるが、患者は《行動が実現する場所》を指し示す行動の《動作主》になると言えよう。[11]

たしかに精神分析的治療はまさに主体(主語)と動作主の相互規定の一形式を含んでいる。その結果何よりもまず行動を言語化するために行動の中和が生じる。だがその後、転移関係によって行動のある別の様態《agir(行動する)》が出現する。フロイトが書いているように、患者は《われわれに何かを知らせる代わりに、われわれの眼前でいわば行動する(*agiert*)》のである。転移に固有の繰り返しはある独特な《行動(agieren)》[12]を誘発しうる。この行動のことを英米人が《アクティング・アウト》[13]と訳しているが、《アクティング・アウト》はたいていの場合厳密に言語学的な枠内で用いられる。フロイトはここで言語活動のある別の機能を導入しているようだが、この機能はチャールズ・モリスが同じ年に提示した記号の《語用論的》様相に関連している。[14]実際フロイトは一九一四年に、患者の言語化能力が治療において出遭う抵抗に反比例していることを示している。この抵抗が大きくなればなるほど《行動〔反復〕が回想に取って代わるだろう》[15]。

フロイトは一九三八年になっても依然として回想に成り代わってしまう治療外の《agir（行動）》の危険性について言及しているが[16]、一方で彼は治療言語の語用論的内容を明るみに出そうと試みてもいる。治療の場における患者は自分の症状を説明するだけにはとどまらず、ラカンによると《メッセージの受け手にある新しい現実を与えながら行為者》を巻き込む真の言語行為も生み出している[17]。ラカンは《お前はわたしの妻だ。》という表現を使って、《情報を伝える》のではなく《想起させる》ことにある言語のこの機能を分かりやすく説明している。オースティンが指摘したように結婚式のときに表明されるこの表現は、その言表行為が一つの行動を十分に遂行（*to perform*）しているという点において《遂行的》言表タイプに属している[18]。唯一の言表行為によって実行される遂行的言表はある外的現実を表象するだけにとどまっている確認的言表[19]とは異なる。この意味で治療は、転移関係を織り成す遂行的言表の生成が優遇される一つの場所とみなすことができる。J・フォレスターは次のように指摘している。《わたしがある事実を確認しようとするたびに、用いた言葉がその言葉で自分が表現したいと思った以上のことを表してしまうことがある。その原因はたんに他者こそが事実の確認をその手に握っていることにある。[20]》

語用論はそれが、言語の《障害（欠陥）》を説明するという意味では《日常生活の精神病理学》に適用されうるだろう。オースティンによれば、《誤発動》（*misinvocation*）と《誤適用》（*misapplication*）は、目指した目的が実現されなかったいくつかの不幸な言表行為を表現しているに過ぎない。[21] しかし精神分析学者にとってはあらゆるパロール（言語活動）は行動するわけだから、このタイプの言表行為も遂行的とみなさなければならない。

個体発生の見地から述べておくべきなのは、遂行動詞の出現は言語の出現に先行して感覚運動野の時期から現れるということだ。[22] 心理言語学による語用論的な諸過程の解明によってフロイトの《特殊行動》の概念が補強されるだろう。先に述べたように《特殊行動》は、言語を知らない幼児期（インファンス）[23] にあっては手助けをする人がいない限り実現されえない。よって《特殊行動》はもともとコミュニケーションの価値をもっている身振り、視線、音、叫び声などに根付いている。このアプローチは本質的にメタ心理学的な観点から立証されうる。

無意識の文法

メタ心理学はいくつかの心的行為（*seelischen Akte*）の《局所論的》アプローチを可能にし、矛盾原理や時間性や現実に従わない過程から派生する心的行為を無意識とみなす。[24] 無意識の心的行為は、二次過程の客観的形式の外側、したがって現実を指すあらゆる指示対象の外側で行われ、そのことにより自己参照的なものとして表れる。このようにはっきりと言えるのは、無意識における《思考の現実（*Denkrealität*）は外的現実性（*äusseren Wirklichkeit*）に等しく、欲望は欲望充足つまり出来事に等しい》からである。[25] ある無意識的な過程の形成はその現実化を必然的結果（イプソファクト）として引き起こす。原初レベルにおいて、このような遂行的性質は欲動の性質そのものから生じ、欲動の対象はその源泉の中に《消え去り》（*verschwindet*）欲動と一体化するということを指摘しておこう。[26] 幻想は欲動のある直接的な表現である。文法的に考えると、幻想とその対象との関係は、全能の願望法とでもいうべき叙法において表現されるある行為動詞を介した主語とその目的補語との関係と言える。このような動詞から生み出されるのは、B・ラッセルが《命題的態度》と名づけたもの、つまりある命題的な構造を備えそれぞれがある一つの傾向を伴った精神状態を指す態度である。D・デイヴィドソンが強調するように、この《命題的態度》という概念はフロイトの理論に合理的な一貫性を与える。その言葉どおり、原初過程は《命題内容》に対する真の《態度》をもたらす。ここでの《命題内容》とは、夢または幻想によって伝えられ、そのことにより《対象と不可分な主観の志向性》を表わす。[27] このアプローチにはフロイトのいくつかの分析、特にわたしが他の著作で検討した《子供が叩かれる》という空想の分析[28]、またパラノイア（妄想症）患者による同性愛的欲望の否定の分析などが欠かせない。[29]

シュレーバー議長のパラノイア的妄想は《ありとあらゆる出来事がわたしという人間に関連づけられてしまう》という基本原則に基づいて組織されている。[30]フロイトはこの被害妄想を分析し、外部に投影されると、情動的な性質をその反対の性質に変えてしまう情動的意味（*Gefühlsbedeutung*）を強調した。[31]被害妄想（迫害妄想）はパラノイア患者の《情動的態度の変化》（*Gefühlsverwandlung*）を正当化する機能をもち、同性愛的性質をもつ空想に対する防御手段を構築する。[32]フロイトはこの欲望を《命題的モデル》[33]に基づいて分析しているが、このモデルは一般に《対象と不可分な主観の志向性》を表し、夢または幻想が伝える《命題内容》に対する真の《態度》を記述する。[34]パラノイア的妄想はすべてが命題に矛盾する一連の言表を用いている。

（1）私（＝一人の男性）が、彼を愛する（彼〔＝他の一人の男性〕を愛する）。
　この文章の完全否定は次のような形式で表される。

（2）私は彼を**愛していない**、いや彼を**憎んでいる**。
　しかし、この命題は意識的にそのようなものとしては受け入れられず、したがって他人へ投影することによって、結果として内容の逆転をもたらす。

（3）彼は**私を**憎んでいる（もしくは**私を**迫害する）。

—そして次のような形式で憎しみの感情を正当化する。

（4）私は彼を**愛**していない。—私は彼を**憎んでいる**。

—なぜなら彼が私を**迫害する**からだ。[35]

これらそれぞれの文章の命題内容を決定することによって、フロイトはある独特な心的行為に常にかかわりそこから命題内容が派生してくる《態度》も明るみに出している。この独特な心的行為はイェホシュア・バーヒレルが《語用論的機能》と名づけた機能をもち、それは《指標的な》やり方でしか、つまり言表行為が置かれている文脈との関係においてしか意味をもたない機能である。[36]

この語用論的観点はまた、欲動の次元にある経済的過程をあらかじめ想定しているが、この過程は生命と精神、両次元の境界面にかかわっている。たしかにフロイトは欲動を《精神と身体の境界‐概念》と定義していた。[37] 生命におけるこの精神的《代表》は、中央に位置することによって独特の科学論的重要性をもつ。というのも、この《代表》という概念によって、心的行為と生物学的行為、また精神（メタ精神）‐語用論と生命‐語用論とを関連づけやすくなるからである。

次に生命語用論的アプローチの大方針と、このアプローチが病理的機能不全を理解するためにどれほど重要なのかを検証していきたい。その例としてエイズを取り上げる。

注

（1）※訳注　メタ精神語用論（méta-psychopragmatique）は、メタ心理学（メタサイコロジー）（métapsychologie）と語用論（pragmatique）を結びつけたもの。

（2）※訳注　備給（充当）（investissement）―心的エネルギーが対象に結びつけられること。

（3）※訳注「科学的心理学草稿」、『フロイト著作集7』、二五四頁

（4）フロイト、Entwurft einer Psychologie, in *Aus den Anfängen der Psychoanalyse.* p.306.〔「一心理学についての草稿」、『精神分析の揺籃期より』〕

（5）J・ラプランシュ（J.Laplanche）、J・B・ポンタリス（J.B.Pontalis）、*Vocabulaire de la psychanalyse.* p.9.〔『精神分析用語辞典』、新井清（他）訳、村上仁監訳、みすず書房、一九七七年、三五八～三五九頁〕

（6）フロイト、Entwurft einer Psychologie, in Aus den *Anfängen der Psychoanalyse.* p.326.〔「一心理学についての草稿」、『精神分析の揺籃期より』〕

（7）*ibid.* p.365.

（8）フロイト、Das Ich und das Es. G.W. XIII. p.253.〔「自我とエス」〕

（9）※訳注　代理形成（formation substitutive）とは神経症に特有な症状。抑圧された情動を満足させるため象徴的代理物を形成する。

（10）フロイト、Hemmung, Symptom und Angst. G. W. XIV. p.170.〔「制止、症状、不安」〕

（11）ヴィドロシェ、*Métapsychologie du sens.* p.72.〔『意味のメタ心理学』〕

（12）※訳注　agieren（ドイツ語「行動する」）

（13）※訳注　アクティング・アウトまたは行動化（acting-out）とは患者が無意識的な衝動を言語化する代わりに行動によって表現すること。

（14）チャールズ・モリス（Charles Morris）、Foundations of the Theory of Signs. in *International Encyclopedia of Unified Sciences.* I.2,1938.〔※訳注　語用論は記号論における三分類の一つ。統語論は記号と記号との関係を扱い、意味論は記号とその指示物、語用論は記号とその使用者との関係を扱う。「〈考える〉ことが一種の行動であるというテーゼに立つモリスは、行動上の使われかたの適切性をプラグマティクス（語用論）に、客観的、指示上の信頼性をセマンティクス（意味論）に、形式的真理性をシンタクス（統語論）の領域にそれぞれ割り当てているが、この三つの領域を統一するものは他ならぬ人間の生活と経験であることから、プラグマティクスに第一の重要性をおいている。」（『現代哲学事典』、山崎正一、市川浩編、講談社、一九七〇年、七〇～七一頁）〕

（15）フロイト、Konstruktionen in der Analyse. G.W.XVI.p.84.〔「分析技法における構成の問題」〕

（16）フロイト、Abriss der Psychoanalyse, G.W.XVI. p.101.〔「精神分析学概説」、前掲書、一八四～一八五頁〕

（17）ジャック・ラカン（Jacques Lacan）, Variantes sur la cure-type, in *Écrits.* p.351.〔「治療＝型の異形について」、三好暁光訳、『エクリ』、第Ⅱ巻、一九七七年、弘文堂、三六頁〕

（18）Ｊ・Ｌ・オースティン、*How to do Things with Words.* p.13.〔『言語と行為』、坂本百大訳、大修館書店、一九七八年、一二頁〕

（19）※訳注　遂行的言表（énoncé performatif）と確認的言表（énoncé constatif）。

（20）J.Forrester, Austin, Lacan et les actes de paroles en psychanalyse, in *Psychanalyse à l'Université.* 10,39,1985,p.356.

（21）ジャン・ベルマン‐ノエル（Jean Bellemin-Noël）、Psychanalyse et Pragmatique, in *Critique.* 420 (1982) pp.408-409.〔※訳注『言語と行為』、三〇頁参照。〕

（22）※訳注　心理言語学または言語心理学（psycholinguistique）—発話や言語理解、コミュニケーションの過程を話し手の記憶や注意力などの実際の心理的側面から研究する学問。

（23）※訳注　インファンス（Infans）精神分析の文脈では、エディプス・コンプレックス以前のいまだ言葉を知らない幼児の段階を指し示す用語。より広く一般的に《表象以前的なもの》、《言葉以前の身体的なもの》を指す場合もある。（『インファンス読解』、Ｊ‐Ｆ・リオタール、小林康夫他訳、未来社、一九九五年参照。）

（24）フロイト、Das Unbewusste. G.W.X.p.272.〔『無意識について』、著作集6、一〇二頁〕

（25）フロイト、Formulierungen über die zwei Prinzipien des psychischen Geschehens. G.W.VIII. p.237.〔「精神現象の二原則に関する公式」、『フロイト著作集6』、四一頁参照〕

（26）フロイト、Triebe und Triebschicksale. G.W.X.p.225.〔「本能とその運命」〕〔※訳注　遂行的性質（performativité）〕

（27）J・ラプランシュ、J・B・ポンタリス、Fantasme originaire, fantasmes des origines, origine du fantasme, in *Les Temps Modernes*.215,1964,p.1862.〔『幻想の起源』、福本修役、法政大学出版局、一九九六年、五九頁〕また、デイビッドソン、Paradox of irrationality. in *Philosophical Essays on Freud*. Edited by R.Wollheim&J.Hopkins, p.294.参照。

（28）ローゼンベルグ、*From the Unconscious to Ethics*, pp.59-62.〔『無意識から倫理へ』〕参照。〔※訳注《子供が叩かれる》という空想については「子供が叩かれる」、『フロイト著作集11』、七～二九頁参照。〕

（29）フロイト、Psychoanalytische Bemerkungen über einen autobiograph beschriebenen Fall von Paranoïa (Dementia paranoides).G.W.VIII, p.229.〔「自伝的に記述されたパラノイア（妄想性痴呆）の一症例に関する精神分析的考察」、『フロイト著作集9』〕

（30）D・P・シュレーバー（D.P.Schreber）、*Mémoires d'un névropathe*. Trad. franç. p.215.〔『シュレーバー回想録―ある神経病患者の手記―』、尾川浩、金関猛訳、平凡社、一九九一年、二六五頁〕

（31）フロイト、über einen autobiographisch beschriebenen Fall von Paranoia. G.W.VIII p.275〔「自伝的に記述されたパラノイア（妄想性痴呆）の一症例に関する精神分析的考察」〕

（32）*ibid.* pp.276-277.〔前掲書、二二六頁〕

（33）J.Forrester, *Le langage aux origines de la psychanalyse.* Trad. franc. p.240.

（34）ラプランシュ、ポンタリス、Frantasme originaire, fantasmes des origines, origine du fantasme. p.1863.〔『幻想の起源』、五九頁〕

（35）フロイト、über einen autobiographisch beschriebenen Fall von Paranoia. G.W.VIII p.299.〔「自伝的に記述されたパラノイア（妄想性痴呆）の一症例に関する精神分析的考察」、三三〇頁〕

（36）イェホシュア・バーヒレル（Yehoshua Bar-Hillel）、Indexical Expressions, in *Mind*. LXIII. (1954) p.360.〔「指標的表現」〕〔※訳注　「科学哲学者バーヒレルはカルナップの意味論をうけつぎ、人工言語の体系における原子的言表の可能な組み合わせに対応して、可能な世界の論理的諸状態を意味として設け、言表を通じてこれが限定されるとみなし、数量化可能な意味論的情報理論を確立した。」（『現代哲学事典』、三三八頁）〕

（37）※訳注　「本能とその運命」、『フロイト著作集6』、六三頁参照。

第七章　生命（生物）語用論とエイズの弁証法

分子生物学は複雑性や創発といった諸テーマにぶつかりながら、デカルト以来機械論の支持者たちと生気論の支持者たちを対立させてきた伝統的な議論の哲学的内容を一変させた。この新しい分野の草創期には、生物学者たちは幅広い哲学的省察を提示しなければならなかったが、その一人ジャック・モノーは公然と機械論支持の態度を表明した。彼が強調したのは次の事実である。タンパク質の生合成は「生物と環境とのあいだにおけるように、ＤＮＡとタンパク質とのあいだに一方通行の関係を打ち立てている精密な微視的機能によって、いっさいの《弁証法的》説明を寄せ付けない。このメカニズムは根本的にデカルト的であってへーゲル的ではない。よって細胞はまさしく一つの機械なのである。」[1]

分子生物学とそのドグマ

モノーの文章が一九七〇年、つまり分子生物学が確立される過渡期に書かれているという事実を強調しなければならない。分子生物学は遺伝暗号の普遍性を確立した後で二つのドグマを生み出したが、当時はそのどちらもが同じように無視できないものとみなされていた。

一つ目の基本的ドグマ〔セントラルドグマ〕によると、ＲＮＡ配列はタンパク質マトリックスに複写されえない。同時にＲＮＡはＤＮＡ合成のためのマトリックス（母材）の代わりにはなれない。モノーが細胞を厳密にデカルト的な一つの機械と同列に置くことができたのはこのドグマによってである。

二つ目のドグマはコード共通性、[2] すなわちコード化（暗号化）をおこなうヌクレオチド配列がすべての生物間で連続しているというドグマである。ローマン・ヤコブソンが分子生物学の言語学的モデルを提案できたのはこのドグマを足掛かりにしたということを指摘しておこう。

これら二つのドグマはモノーの著作が出版された後の十年間のうちに否定されることになる。

すでに一九六四年にＢ・コモナーが、一つ目の基本的ドグマに対してある弁証法的な図式を対置させている。この図式に従えば、ＤＮＡの複製には、核酸の諸システム〔ＤＮＡやＲＮＡ〕を機能させる細胞質のタンパク質の存在が前提となっているがゆえに、唯一ＤＮＡの二重らせんだけが遺伝メカニズムを決定するわけではないということになろう。[3] だが基本的なドグマが真に問い直されたのは、一九七〇年になってからテミン、ボルティモア、スピーゲルマンらがRNAウイルスの増殖はある特殊な酵素、逆転写酵素（トランスクリプターゼ）を用いるという事実を証明してからである。この逆転写酵素はDNAを合成するためにRNAをマトリックスとして用いることができる。

コード共通性のドグマに関しては、一九七七年に生物学者たちによって、真核細胞の遺伝子はギルバートが分断された構造と呼んだものをもち、この構造を用いた一つの同じ遺伝子がいくつもの異なるタンパク質に対してコード化を行いうることが立証された時点でこのドグマも否定された。(4)

科学論の見地から重要なのは、一つには最初のドグマに反論することによってモノーの文言もくつがえしうるのかどうか、言葉を換えると細胞の機能が弁証法的、ヘーゲル的性格を本当にもつのかどうかを知ることである。また、二つ目のドグマを否定することが分子生物学における言語学的モデルを結果として問い直すことになるのか、と自問することも重要であろう。この二つの問いは連動しているようだ。なぜなら、モノーが翻訳の不可逆性と呼んだものは、時間的に決定される言語メッセージの展開を手本にした、いわば翻訳された配列の線状性を作り上げているからである。モノーが参照している機械論的観方と、有機的に構成された言語（分節をつけた言語）[5] という概念がこのような一致をみせることを概念的に理解するためにヘーゲルの理論を参照してみよう。ヘーゲルの理論を参照することが妥当だと思えるのは、一九七四年にジャック・モノーが彼自身が認識の客観性と呼んでいたものを根拠づけるためにガリレイとデカルトを引き合いに出しているからである。[6] ヘーゲルによると、客観性の第一形態である機械論は、諸対象をそれら相互の外在性の中に置くことによって、すなわち空間の諸カテゴリー（Aの横にあるB）や時間の諸カテゴリー（Aの後に起こるB）を通して世界を考察する表面的な手法である。

ヘーゲルの体系の全般的な構成において機械論は《自然哲学》の最初の契機となる。《精神哲学》のレベルでこれに対応する概念的契機は『人間学』であり、『人間学』においてヘーゲルは特に有機的に構成された言語（分節をつけた言語）の出現について論じている。[7] というのも、人間が内面的感覚を言葉で表現でき、同時にこの感覚が《言葉を発した本人に対して外面的になり、疎遠なものになる》のは、言語というこの表現形式によってであるからだ。[8] それゆえにヘーゲルが有機体の領域への適用を批判した機械論と、有機的に構成された言語（分節をつけた言語）とは諸対象を外面性において把握するという共通点をもっている。

分子生物学と言語

情報、暗号、アルファベット、翻訳などの諸概念からもわかるように、分子生物学は言語に関する諸科学から幅広く語彙を借用している。しかしながらこのように類似関係を見出すことには問題点が多いようだ。たしかにF・ジャコブが示したように遺伝暗号（コード）と言語コードは機能の類似関係というよりも構造の類似関係を表し、したがって生物学における言語学的モデルは発見的に役立つという価値しかもちえないだろう。[9] このような価値が生じるのは、人間精神が生物界のうちに自分たちの論理と完全に一致する論理を見出したいと願う抑えがたい傾向をもっているからであろう。[10] アンリ・アトランのような著者はこのようなアナロジーの科学論的な有効性を完全に疑っている。遺伝子に記入されている遺伝プログラムという考え方は、情報理論の濫用が生み出した一つの隠喩に過ぎないのだ。それなのに意味という概念をすべて排除する純粋に蓋然論的方法によってこの隠喩が用いられると、たとえば転写もしくは翻訳のエラーという概念は《コミュニケーションの過程における不確定な混乱〔ノイズ〕》という概念に置き換えられることになってしまう。[11] 科学論の見地からして言語学者の方もまた、言語学分野の諸概念を不均質とみなされている領域に移すことにためらいがある。コミュニケーションという概念を分子生物学に適用することが正当であるためには、この概念の内容が永続性をもつことを前もって確

かめておく必要があるだろう。また、

この新しい学問領域において、言語コミュニケーションを確かなものにする文章の機能的特性や構造的特性のすべてが、生物学的操作（その動作主はこの〔アミノ〕酸である！）に適用可能であることを証明する前に、すでに前提として仮定してしまっていないかどうか[12]

についても確かめるべきであろう。

しかしながら分子生物学の誕生以来、複数の異なる分野に属する研究者たちが《言語》と《遺伝学》の関係を説明しようと熱心に取り組んできた。生物学における言語学的モデルの妥当性についての論議に口を挟む有効な手段として考えられるのは、この二つの分野にとって操作的であるような形式的視点を採用することである。思い返しておきたいが、いかなる性急なアナロジーとも関係なく、遺伝《メッセージ（情報）》はいくつかの最小の要件に対応している。チョムスキーとミラーはこの最小の要件によって言語を形式的なやり方で定義した。

言語は、
—組み合わせ可能な離散性要素の一集合[13]
—これらの要素を結びつけられるいくつかの規則の有限な一集合
—いくつかの句読法規則の一集合
をもつ。

次のことは指摘しておく必要がある。これらの三つの要件が、DNAの複製メカニズムとDNAのmRNAへの転写メカニズムに干渉する核酸言語レベルにおいて実証されているということである。またこれらの三要件は核酸言語のタンパク質の翻訳を構成するアミノ酸言語[14]のレベルにおいても同様に実証されている。ところで、遺伝言語の二つの形式〔核酸言語とアミノ酸言語〕は不可分である。つまりタンパク質の生合成の原因である核酸メカニズムは、それ自体がタンパク質である酵素の活動なしには働きえない。したがって循環的因果関係の図式に従ってこの二つの遺伝的レベルは、ホフスタッターが名づけた、タンパク質生合成を命令するDNA二重らせんと生合成プログラムの実行を条件づけるタンパク質との間の《もつれた階層》に応じて結びついている。このように遺伝システムは《自己参照的な》構造を用いなくては自分自身を正確に複製できないのである。同様に人間もまた生物であるので、人間にとってこのような相互作用は独自の意味をもち、[15] 言語学的観点から解釈することができる。たしかに自己参照の基盤は《発話内的》と呼ばれる発話タイプのレベル、つまり自らに固有の発話行為（言表作用）を説明する発話レベルにある。[16] この意味で遺伝言語は命令形式に基づいて表明される《命令の言語》である。J・オースティンは《命令の言語》の発話行為形式を、自らの発話行為によって実現されるという意味で行為の価値をもつ《原初的な遂行的》言表と特定した。[17] このようにダグラス・ホフスタッターが指摘したように、遺伝言語は体系についての《言表》が体系内部で反射されるので《反省的（反射的）》であり、[18] 言表作用行為から決して独立しない一つの現実を生み出すのだ。よって核酸メッセージをこのメッセージが表明され生み出されている生化学的状況（文脈）から切り離して考えることはできないのである。

この語用論的アプローチは生命の特性を表し、また分子生物学における言語学的モデルの妥当性をも相対化する。たしかにローマン・ヤコブソンは一九七一年に遺伝言語と有機的に構成された言語（分節をつけた言語）との間に同型性を見出せると考えて、自説の構成を遺伝子配列に共通のコードがあるという仮定に基づいて推論したわけだ。ところがその六年後に分断された遺伝子の存在が証明されたことにより、コード共通性のドグマ、つまりヌクレオチド配列のコード化に連続性があるというドグマ（たとえ真核細胞でも、ヒストン――塩基性タンパク質――に対してコード化する遺伝子は分断されない）が見直されることになる。

ところが実際には、生物学における言語学的モデルがこのように相対化されるとしても、それは統辞論的機能（つまり遺伝子の項の組み合わせ規則）と意味論的機能（つまり核酸言語のアミノ酸への翻訳）についてだけである。一方、語用論的機能は遺伝プログラムの核酸・アミノ酸両レベルでの相互作用を正確に説明できる。

生命（生物）語用論

語用論は言語が生み出す行為を強調するが、言語の表象的な機能についてはもはや強調しない。そのことにより語用論の観点は言語の外面性についてのヘーゲル的批判を回避するし、またおそらく言語学的モデルの生物学への適用に関する諸問題をも回避する。したがってある語用論的観点に従った言語学的アプローチを操作的にするのは、まさに弁証法モデルに従って生命を考える可能性そのものである。ではこのような視点を一般化できるだろうか？

この問いに答えるためには、まず最初に語用論の理論家たちが二つの基本概念、つまり行為と文脈という概念を重視した事実を説明しなければならない。生命語用論にはこの二つの概念が生命についての理論にとって妥当であるかどうかを確かめる義務がある。

生物学的行為という概念はその行為のさまざまな機能を定義する相互作用関係を介して把握されうるだろう。相互作用関係は生化学的または生理学的なあらゆるレベルの回路[19]において突き止められうる。これらの回路は相互作用の循環的メカニズムを用いているが、一九二九年にキャノンはこれらのメカニズムの調節現象を説明するために《ホメオスタシス（恒常性）》という概念を導入した。

分子遺伝学の見地から強調しなければならないのは、レトロウイルスの発見により可動的な遺伝因子の存在が証明できたことである。この因子については、すでに一九四七年にバーバラ・マクリントック[20]がトウモロコシのゲノムの中でその正体を突き止めていた。可動的要素は転位現象や相互関係などを引き起こし、その発見以後、生命をその準安定性と全体に広がっている力動性によって定義できるようになった。

語用論の二つ目の要件である文脈（コンテクスト）は、バーヒレルが指標的様相と呼んだもの、つまりあらゆる言表作用の文脈上の様相を定義する。この点についてダグラス・ホフスタッターは、核酸メッセージはそれが表現され、それが生じている生化学的文脈から切り離して考えられないことを示した。したがってF・モレルが強調するように[21]、伝統的な意味分析は遺伝言語の分析に適していない。D・ホフスタッターの指摘によれば、遺伝的な諸命題を《クワイン化》することはできない。つまり意味を欠いた言表を見出すためにクワインが定義した方法を細胞に適用すること、われわれのケースに置き直すと細胞核の命令をそのタンパク質の翻訳から切り離して考えることはできないということである。(22)

文脈理論（contextualisme）の重要性と遺伝情報の発信者の性質をよりよく理解するためには《インプリンティング》(23)あるいは《刻印づけ》と呼ばれる現象を参考にできるだろう。メンデルの遺伝学以来われわれが確立したと考えていたのは、胚の遺伝物質は〔父と母という〕二つの性が同等に参加することから生じるという事実、言葉を換えれば遺伝情報の性質はその起源からまたその言表作用の文脈から独立しているかのように提示される、という事実であった。ところがロバート・ニコルスの研究によって、プレーダー‐ウィリー（Prader-Willi）症候群〔肥満や知能発育遅延といった特徴が認められる〕は十五番染色体を（母親から二本受け継ぎ）父親からは一本も受け継がないことがわかった。このように《母親片親性ダイソミー（UPD）》(24)と呼ばれる現象、すなわち子供が母親から十五番染色体を二本受け継いだという事実は、同じ遺伝子が何らかの配偶子に移ることによって選択的なやり方で決定されていることを証明している。(25)したがって当然の相違点（ミュタティスミュ）は別として、遺伝情報という記号をその価値が本質的に使われる状況に負っている指標的な象徴記号として理解できるだろう。したがって生命は、常に特異体質的な活動、つまりまれにしか同一ではない活動という特徴をもつ。この観点は一九七〇年代に考えられていたように遺伝コードが普遍的ではないという事実によって補強されうるだろう。この言葉どおり細胞核のRNAを翻訳しうる遺伝暗号がミトコンドリアやクロロプラスト（葉緑体）のRNAを解読しうる暗号とは大きく違っていることが発見されている。つまりAGA（アデニン、グアニン、アデニン）コドンは細胞核においてはある句読法記号〔終止記号〕に対応しているが、ミトコンドリアにおいてはペプチドの連鎖にバリンを加えることを命令する。また一方で、イントロンのスプライシングや切除といった諸操作の後のリボソームの役割は、純粋に意味論的なやり方による核酸言語の線状的翻訳だけに限定されていると考えられていた。ところが実際には、リボソームが遺伝情報の解釈にも活発に介入していて、核酸塩基を五十も省いたり、〔線状的ではなく〕後に戻ったりしていることが明らかになった。生きた細胞は組織化のあらゆるレベルにおいて本質的に力動的なのである。[26]一つの閉じた体系からは程遠いゲノムは弁証法的な仕方で機能し、ゲノムの諸行為のそれぞれの特性は生命‐語用論（bio-pragmatique）を介して理解されるべきである。この観点によって、生物学的な諸操作のそれぞれの概念的内容、つまりそれらの操作が現実化する状況の全体を突き止めなければならない。

実際、このような視点は、一九三八年にチャールズ・モリスが提案した諸科学の統合という構想の中にすでに含まれている。[27]当時彼は語用論をセミオーシス（記号作用）の生物情報科学と定義していた。つまり、文脈の中で記号を捉えることに常に付随する心理学・生物学・社会学的諸現象の考察である。[28]D・R・ホフスタッターはまさにこの語用論的観点に立ってウイルス学に取り組み、宿主‐生物の感染を必要とする《自動複製（autoréplicative）》構造を説明しようとしたのである。[29]

エイズの語用論

分子生物学が発展するに従い、その発展そのものが基本的ドグマに反証を加えたわけだが、この反証がどのような意味で先ほど分析したジャック・モノーの言葉をくつがえしうるのか、その説明を試みたい。モノーの言葉とはつまり細胞の機能はデカルト的な意味で機械的性質をもつということである。たしかに遺伝情報の転写がもはや不可逆的ではないという意味において、循環的因果関係――特に生化学的回路やホルモンの回路は循環的因果関係によって命令されている――の弁証法的モデルを遺伝子の機能にまで拡張することが可能になっている。このような拡張が可能であるならば、生命が生み出す諸行為を、その行為が実現する状態（文脈）の理解を通して把握しようとする生命語用論的観点の基礎を築くことができるにちがいない。

この意味において根本的に科学論的な関心を引く後天性免疫不全症候群の分析を試みてみよう。まず最初に次のような事実を力説しておこう。エイズを理論化しようとする試みにおいてはあらゆる種類の隠喩が用いられる傾向がある。たとえば自我と非自我、認識、主人と奴隷の弁証法といった多かれ少なかれ常に人間中心的な隠喩である。このような隠喩を用いる傾向が生じるのは、エイズウイルスが自我と非自我の間の境界を不確かなものにするからである。実際にこのような傾向は、ある半客観的で半主観的な身分規定に結びついた本当にあやふやな性質を指している。[30] したがって、[31] 招待客が最後には家から主人を追い出してしまうというジョゼフ・ロージーの映画『召使』にも似た、ＨＩＶウイルスの宿主細胞への定着を描くシナリオは最良の哲学的小説と呼んでいい。しかしながらある概念的なアプローチを用いれば、これらの人類学的隠喩を純粋に合理的な基盤に結びつけうると思われる。

後天性免疫不全症候群は生物学の歴史の中である特殊な地位を占めている。一九八四年にエイズウイルスが分離抽出されたとき、研究者たちは二年以内にはワクチンが発見されるはずだと確信していた。ところが現在、ＨＩＶの構造は十分明らかにされているものの、ウイルスとウイルスに感染している生体の諸関係を規定している免疫メカニズムの性質の正確なところは未だにわかっていない。研究者たちがぶつかった壁はＨＩＶが全く逆説的な動きをみせることに本質的に起因している。

このパラドックスとは、ＨＩＶが、生体への感染に対する防御機構において中心的役割を果たしているＴリンパ球・ＣＤ４陽性細胞を特に襲う能力をもっていることである。ＨＩＶにこのような真似ができるのは、まず第一にＨＩＶの位相的な性質に秘密がある。つまりＨＩＶがＴリンパ球・ＣＤ４陽性細胞に定着できるのは、ウイルス外被膜の外部糖タンパク質（糖タンパク質ｇｐ１２０）が、リンパ球の表面にあるＣＤ４タンパク質と同じ構造をもつからである。[32] まず細胞膜の融合によってＲＮＡウイルスがリンパ球の細胞質に侵入することが可能になる。[33] 次に自らをＤＮＡへ逆転写したＲＮＡウイルスは、プロウイルスという形で宿主細胞のゲノムの中に組み込まれる。糖タンパク質１２０は空間的形状を変えることができるので、ウイルスは生体の免疫による防御の妨害を受けないままＣＤ４タンパク質に到達できる。糖タンパク質１２０の三次元立体構造の発見により、ＨＩＶの活動を中和しうる抗体を体内に入れることを検討できるようになってきている。[34]

ＤＮＡウイルスは自らの遺伝物質を直接表明することによって生命の地位を獲得する、すなわち自らを複製するわけであるが、レトロウイルスの有機的個体性の現実化は宿主細胞の遺伝メカニズムに負っている。まさにこの自律性の欠如こそが現在までに発見されたさまざまな型のヒトレトロウイルスに恐るべき力を授けているのだ。なぜならこのレトロウイルスは細胞が分裂するたびごとに複製されるからである。最初は生命の地位へ《受動的》に到達するに過ぎないのに、侵入された細胞の個体性を分裂のたびに脅かしていくのである。

宿主細胞が他者として、すなわち非‐自我として自分自身を複製できるのはウイルスの核酸情報をコピーすることによってである。この意味においてレトロウイルスの生物学的将来は生体の死にたどり着き、たんに個別的な面から見れば生体の死はウイルスそのものの命を奪うことにもなる。だが、無秩序な分裂を繰り返して細胞を直接殺してしまう腫瘍レトロウイルス（ＨＴＬＶ‐Ｉ、ＨＴＬＶ‐Ⅱや成人Ｔ細胞白血病ウイルス〔ＡＴＬ〕）とは対照的に、ＨＩＶウイルスはリンパ球を破壊することにより結果として免疫系の崩壊をもたらす。エイズに固有の特徴と言えるこの間接的行動を正確に見極めるためには、このような症候群の非常に弁証法的な内容をまず最初に説明する方向に注意をうながすのが有効であると思われる。

逆説的症候群

ＨＩＶに感染しただけではエイズに特有の病理学的段階とはまだ言えない。日和見的と言われる数々の病気が顕在化してくるエイズ関連症候群（ＡＲＣ〔*Aids Related Complex*〕）と共にエイズは発症する。この段階での病理は免疫学的観点から無症候性感染状態と説明されうる。この無症候性感染という概念は表現の通常の関係が逆転していてパストゥールの論理をくつがえしているように見える。たしかに古典的な免疫学にとっての抗体価は対応する抗原に対して生体が動員する防御の度合いを表している。それとは逆に無症候性感染者においては、抗体価が感染の度合いに比例するようになる。実際このパラドックスは、ある循環的因果関係のメカニズムによって表される。このメカニズムはウイルス潜伏期に作動し、この期間中は臨床的徴候が見えないにもかかわらず慢性持続性の感染が生物学的に証明される。いくつかの仮説によると、マクロファージ（大食細胞）[35]が潜伏期間中に決定的な役割を演じていると考えられている。マクロファージは抗体とＨＩＶの複合体を食作用によって吸収しようとするが逆に定着させてしまうからだ。ところが食作用メカニズムにおいてはたらく酵素はＨＩＶに対して無力なので、マクロファージはＨＩＶに感染する。だからＨＩＶに対抗するための抗体の増殖が、実際にはＨＩＶが生体の中に侵入することに有利に働いてしまうのである。

この潜伏期を経てある特有の病理形態で発症するまでの間、ＨＩＶはプロウイルスの形態でリンパ球に組み込まれ潜在状態のまま生体内にとどまる。場合によってはこの状態が約十年ほど続く[36]。この潜在期間中ウイルスは表面化せず、免疫系の体液性応答によっても細胞性応答によっても探知されえない。実は宿主細胞が分裂するたびごとにコピーされているのであるが。

ＨＩＶ発症はまさにＨＩＶを調停しているＴリンパ球・ＣＤ４陽性細胞の活動にかかっている。ある別の感染がきっかけとなりすでにＨＩＶに感染しているリンパ球が免疫タンパク質を作り出すが、そうすることによって自前の遺伝物質に組み込まれたウイルスＤＮＡをも生合成のマトリックス（母材）として用いてしまう。そのとき潜伏していたウイルスが発症する。たとえウイルス粒子がまだ成熟していない場合でさえも、細胞膜上での《出芽》現象によって細胞膜から分離し、別の細胞に感染する力をもっているのである[37]。

免疫系は抗原として三次元の分子しか認知しないので、抗原性分子を暗号化する二次元の遺伝物質に対して直接反応することができない。そういうわけでエイズワクチン生産の前に立ちふさがっているのは、ＨＩＶの空間における形態的多様性と遺伝子型の変異である。後者についてはたとえばウイルスのエンベロープにおける外部糖タンパク質を暗号化する遺伝子ｅｎｖにおいて観察できる変異などである[38]。他の遺伝子は安定性を保っているがこの遺伝子ｅｎｖはもっとも変異しやすい傾向がある断片をもっている。[39] 科学論の見地からすると、このような変異は微生物の種の普遍性を標榜するパストゥール的《ドグマ》への反証となる。[40] 実際ＨＩＶは、一感染者の体内で免疫記憶が対応できない約十二種類くらいの異なる分子構造を示す場合さえあるのだ。

一般にＨＩＶがパストゥール的論理に従わない理由とは、まず第一にＨＩＶは《微生物の防衛上の策略を自分自身に用いる生物学者の弁証法的策略》とフランソワ・ダゴニェが名づけたものを生体に対して向けることである。[41] エイズにおけるＨＩＶの《弁証法的策略》とは結局のところ、Ｔリンパ球・ＣＤ４陽性細胞の《防御的策略》をＴリンパ球細胞自身に向けて用いるということになる。こうしてこのウイルスは人間の最も効果的な防御システムをいくつかの方法によって破壊するに至る。まずは細胞溶解によって直接的に、また他方では間接的にリンパ機能のサプレッサーＴ細胞を誘導して、免疫学的記憶を混乱させる。それに加え、後で説明する別のメカニズムによって防御システムは破壊し尽くされてしまう。

エイズの弁証法

この弁証法的策略は概念的な見方からすると、厳密な意味でのヘーゲル的弁証法に対抗する策略でもあることを指摘しなければならない。実際、エイズ症候群に固有なこの病因論的進展は、ヘーゲルが『エンツュクロペディー』の中の《有機体の物理学》で詳細に述べた病気が所定の展開をたどる（＝逐次的に経過する）という規定に当てはまらないからである。ヘーゲルによると病理状態における生体は三つの契機を含む過程を通して自らを自らの外に置く（＝分離する）。

（a）病理はまず第一に単純な普遍性である（それ自体としてある）。病理は潜伏しながら自らを現実の病として置かずに潜在的なままでとどまっている。

（b）病状が生体の自我に表面化する（自己に対して生じてくる）。病状は自我を個別化しながら自我に対立する。この段階では薬の処方が一時的に作用しうる。

（c）病気はある特定の器官だけにはもはや集中せず生体全体に広がり、自らが病気であることを特に目立たせる。

ヘーゲルによるとこの三つ目の規定によって個別化が終了する。個別化は生体自身によって生体を分割する二番目の契機に特有のものである。このように、発熱状態における汗が媒介となり、生体は病気を自我の外に置くことによってそれに終止符を打つことができる。《病気の峠（*Krise*）は自分を支配するようになった（*über sich Meister gewordene*）生体であり、生体は再生される。つまり病気の峠とは排出を通して働きかけるこの力なのだ。》ヘーゲルにとって健康とは、生体が以前に沈み込んでいた特殊性（局部性）の状態を《さらに高い段階に統一》（*aufhebt*）する過程の完成を指している。(42)

ＨＩＶの策略はまさに潜伏のヘーゲル的な契機を倍化させ、真の潜在性を潜伏のレベルに移すことにある。つまり、生体は外在性を個別化することによってはもはや外在性に対抗できない。なぜなら、この異物がすでに自我、つまり宿主細胞のゲノムの一部をなしているからだ。たしかにこの弁証法的策略はヘーゲルが練り上げた病理モデルにすら該当せず、言語哲学者たちが《語用論的矛盾》と呼ぶものであると理解されうる。(43) たとえば《私は存在しない（je n'existe pas）》のようなタイプの言表は一般に、発話者にとっての命題内容（表明されたこと）と言表行為そのものとの間の一種独特な矛盾である。エイズ問題に即して考えると、リンパ球のゲノムに組み込まれているプロウイルスはまさにメッセージ表明のもとである細胞を破壊するメッセージを表明するのだ。ＨＩＶが提起する語用論的矛盾は次のような問いにかかわってくる。ＨＩＶはどのようにして自分自身が感染させているＴリンパ球細胞よりも多くのＴリンパ球細胞を破壊するに至るのだろうか？　たとえＨＩＶが数年間リンパ節の中で被囊（ひのう）したままでとどまっていられる、よってそこで増殖できるとしても数のアンバランスは明らかである。

この逆説的な現象を説明するために、免疫系の不安定化に関するいくつかの仮説が提起されている。

一九九一年から行われた研究、特にリュック・モンタニエのグループの研究によって、ＨＩＶはウイルスにまだ感染していないいくつかの細胞に対して結果として時期尚早な《アポトーシス》[44]現象をもたらすという仮説が立てられるだろう。このアポトーシスという概念は遺伝的にプログラムされた死を表し、発生学的発達の期間中においては余分で不必要な細胞に、また生理状態においては胸腺細胞や自己免疫を担っている細胞などにこの自己死が生じる。ＨＩＶは生体の防御と自我と非‐自我の識別を担当している細胞を《自殺》に促すといえよう。[45]語用論的にアポトーシスを考えるには文脈という概念が重要となる。ＤＮＡの断片化であるアポトーシスはある分子のシグナルが引きがねとなるが、このシグナルは細胞の別の素地、つまり別の文脈においてはまったく反対に細胞の増殖を誘発しうるのである。

ジェフリー・ホフマンはＨＩＶが提起するパラドックスを解決するためにある別の仮説を定式化した。彼が一九九一年に行った実験によって、ＨＩＶ自体ではなくいくつかの他種族のリンパ球に感染したマウスが、ＨＩＶに対する抗体（抗ｇｐ１２０、抗ｐ２４）を生産しうることが証明された。また狼瘡とよく似たある自己免疫疾患にかかったマウスもこれと同じ抗体を生み出す。こうしてホフマンとキオンは、ＨＩＶのウイルス・エンベロープの外部糖タンパク質１２０とヒト白血球抗原（ＨＬＡ）[46]クラスⅡ遺伝子が構造的に類似していることを示した。このマウスのモデルとのアナロジーは次のことを示している。ＨＩＶは生体の自己参照的な反応を引き起こす。つまり生体は生体自身のＨＬＡ分子に対する抗体を作り出す。しかも感染の原因となる他種族細胞の活動に対する免疫応答（反応）と協同しながらである。ＨＩＶはこのように生体の自己免疫反応を誘発すると見られている。[47]ＨＩＶはこの自己への反射的な行動によって、パウル・エールリッヒが提起していた自己中毒回避（horror autotoxicus）に背くことにまんまと成功し、自我と非‐自我、また生体と別の生体を区別する諸基準を無化するのである。[48]

語源的に免疫（l'immunité）〔immunis「免除された（ラテン語）」〕という言葉が意味するこのような特殊な状態がもたらす混乱は、概念的にみて二つの重要な特徴を表している。最初の特徴はＨＩＶだけに固有のものではないが、他のあらゆるウイルスと同様にＨＩＶにも適用されるものだ。一九三五年にウェンデル・スタンリーがタバコ・モザイク病ウイルスを分離・結晶化したが、J・ロスタンが指摘するようにこの発見によって不活性な無機的世界と有機的世界の変わり目を理解できるようになった。[49] ここで同一性についての哲学的問題が提起され、またこの問題を規定しているいくつかの限界も見えてくる。ヘーゲルによれば結晶の同一性はただ抽象的なものであるという。そして結晶は幾何学的モデルにのっとって形成され際限なく増大することができる。[50] この概念規定を念頭におけば、ウイルスと生命一般の関係、またＨＩＶが宿主細胞と個別に結ぶ関係の性質を説明できる。Ｇ・シモンドンは、物理学的個別化と生物学的個別化の違いは、ある特定のシステムに帰属している情報の性質とこの情報の処理形態に関係していることを示した。物理学的個別化はシステムを定義する情報をたった一度だけ受け取り、この情報を拡大するやり方で発展させることが可能なシステムの特徴である。したがって物理学的システムはこの最初の特性を限りなく個別化させる。けれども、

（もし）このシステムが累積効果と形質導入の拡大によって最初の特性のみを反復する代わりに、いくつかの情報を続けて受け取ることができ、かつまたいくつもの特性を両立させうるならば、それは生命タイプの自己規制された個別化であり有機組織をもつといえる。[51]

ところで、ウイルスの最初の状態は物理学的個別化の形式に属しているのだが、ウイルスは感染後に真に有機的な実体となる。というのもウイルスはあらゆる情報に対して自分の核酸分子しか伝達しないので、細胞の外では物質代謝の面で不活性な（自動力のない）ままでとどまるからだ。しかし感染後にウイルスは自らに固有のタンパク質の生合成を確かなものにする自前の核酸を複製していく。だがふつうは感染した細胞の免疫的防御がこの《不活性な》個別化から《活力のある》個別化への進展を食い止めることができる。免疫はウイルスの生成と密接に連動していて、通常の場合ウイルスが生成するとそれを抗原と認識し、最終的にウイルス分子が《自殺》することになる。[52] けれども免疫系がエイズに対して相対的に無力なのは、まず第一にＨＩＶのレトロウイルス的性質から来ている。この性質によりＨＩＶは感染した生体の遺伝物質を襲うことができるのだ。ところでＪ・モノーは細胞の諸メカニズムをヘーゲル的な視野から考察することを認めなかったわけだが、このレトロウイルス的な性質はモノーの主張が完全にくつがえされたことを例証している。

実際に、ＨＩＶと戦っている生体は自我の他者として置かれ、自我に一体化した非‐自我をますます強めていく。生体は非‐自我を自我に対置させるが、一方で生体の自我はすでに潜在的な他者であるから自らを他者または自我として現実化している。ヘーゲルが交互作用と呼んだもの［この作用によって《原因はたんにある結果をもつにすぎないのではなく、むしろ結果の中で原因として自分自身に関係する》[53]は、細胞の死に帰着する地獄のメカニズムと化すのである。

HIVの論理的規定

HIVが用いる弁証法的過程を考えると、エイズの病理生態学（生態病理学）は生体についての通常の免疫学を明確に規定している古典的論理（ヘーゲルが悟性の論理と呼んだもの）には一致しないということがわかる。

生命の個体性が提起する主要な諸問題の一つは自我と非‐自我を識別する必要性に関係している。換言すると免疫学は以下に挙げる三つの論理的形態（格）に当てはまらない。

（a）同一性の原則（principe d'identité）（A＝

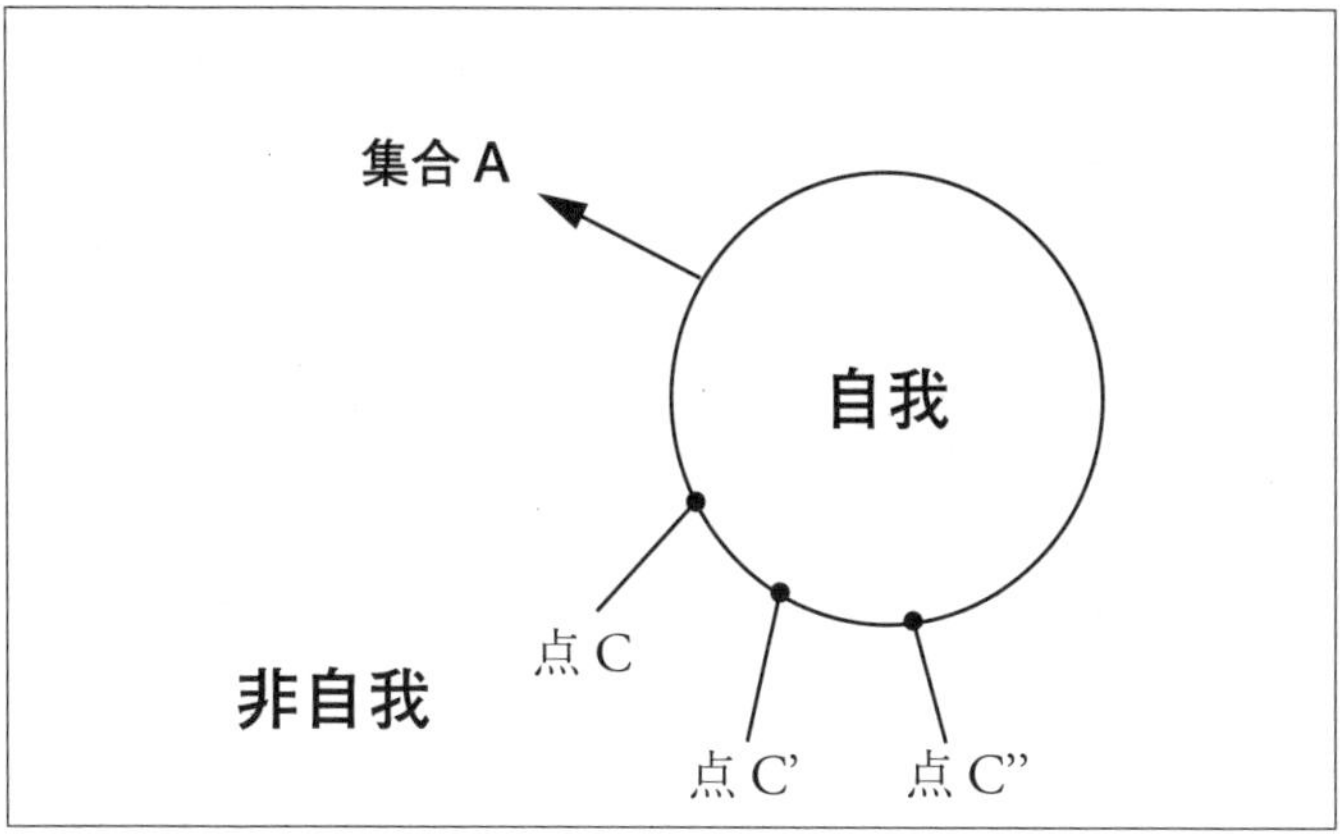

A）はオイラーの輪[54]によって図式化できるかもしれない。この円はある生体の自分に対する免疫寛容を表す。先に触れたように、P・エールリッヒが説明した《自己中毒回避》は生体に対する抗体の形成を禁じる。しかし例外として前眼房やミエリン、あるいは精子に対しての生理的方法において、またいわゆる自己免疫疾患においては免疫系は生体自身を抗原として読み取ってしまう。

（b）生体の免疫の完全性を表す同一性の原則は矛盾律（principe de non-contradiction）（AがAならば、それは非Aではない）[55]にも助けを求める。オイラーの輪の外側に位置するあらゆる要素は輪の内部にある要素と矛盾する。ある特定の分子のアミノ酸が、生体に属していると認識される分子に比べ、たった一つでも異なっている場合にこのような対立が生じる。

（c）生体の免疫は第三の原則を機能させる。それは《排中律》の原理（principe du tiers exclu）（二つの物事の一つだけを正しいとする、X＝AもしくはX＝非A）[56]である。この原理は《境界》の問題の生物学的翻訳のように見える。オイラーの輪をA、この輪の任意の一点をCと置くとしよう。その場合、全体Cは構成要素非‐Aの部分、かつ構成要素Aの部分を成す。したがって、全体Aに対する全体Cの規定にトラブルが生じ、解釈を誤りやすい。全体Cは本質的にAと異なるわけではない。なぜならCの一部はAにもCにも共通なものであるからだ。けれども全体CはAに等しくはない。なぜならばCの一部がAと異なるからである。《この論理的形態が、免疫学における抗原Aとの共通部分を含む抗原Cのケースに似ているのは注目すべきこと》ではないだろうか？[57]

ここで指摘できるのは、エイズはこれら三つの原則に違反し、したがってエイズは古典的な論理には従わないように見えることである。

たとえば同一性原則は尊重されない。実際、先に述べた仮説の一つに従うと、エイズは自己免疫疾患であり、生体による自分自身のリンパ球に対する免疫反応から生じると考えられるからだ。

二つ目の矛盾律もエイズには適用されない。というのも、自我〔生体〕に組み込まれたＨＩＶは生体を非‐自我〔病理的生体〕へと部分的に変化させるからである。

最後の排中律もやはり尊重されない。なぜなら後天性免疫不全症候群はまさに生体の防御システムの崩壊にかかわるからである。この崩壊は生体自身を自我の他者として規定する。

一般に免疫系が誤りを免れえないとすると、[58]エイズウイルスは真理という問題と生体との関係を注目すべきやり方で際立たせる。その言葉どおりエイズウイルスはきわめて高い頻度のエラーから生じる絶えざる変化を見せる。このエラーによってエイズウイルスの遺伝物質の転写・複製の働きが影響を受ける。したがって、ウイルスDNAはいくつかの欠陥のある形式をもった上で宿主細胞に融合することができ、この欠陥形式はそれを機能的にする組換えによって後で得をすることになる。(59)

古典的免疫学に挑戦するHIVの逆説的行動は、変化の真っ最中にある一つの研究領域の科学論的規定を変えることにまちがいなく貢献した。フリッチョフ・カプラが指摘するように免疫系という概念は、ある認知生物学に含まれる《免疫ネットワーク》(*immune network*)という概念に取って代わられる傾向にある。このような認知生物学にとっては、生体の構造的な不安定化が生じるとき、抽出される抗体と闘うよりも免疫性分子の総覧を再構成するほうが重要である。(60) このアプローチは基本的に中央神経系と免疫系の《開放的な相互作用》を明らかにする新しい生物心理学の基礎を築くためのものである。(61) 一九八五年にカンデース・パートは、内分泌系だけではなく脳によっても作り出されるニューロペプチド(ペプチド系神経ホルモン)の発見という基礎の上に、《心身医学ネットワーク(réseau psychosomatique)》という概念を作り上げたが、逆に免疫系の方もエンドルフィンを合成していることが明らかになった。(62) ところで、その十年後にパートは心身医学的アプローチがＨＩＶ感染の諸メカニズムを理解するために操作的であると述べている。(63) ＨＩＶはペプチド伝達における免疫細胞の機能不全に乗じて、生命認知網のバランスを変えながら免疫細胞のペプチド受容体を介して生体に潜り込めるようである。(64)

科学論学者は古典的な論理モデルが免疫において妥当であるかどうかを自問している。まず第一にこの問いが対象とするのは自我と非‐自我の関係を正確に規定することであるが、この関係はたいていの場合定義されず抽象的なままである。もちろんそれは一義的に規定できるものではない。セーヴが指摘するように三種類の非‐自我が存在する。

誇張的非‐自我との間に偶発的な関係を結ぶことは、自我の動揺を誘う。

非対称の非‐自我は葛藤を生み出し、この葛藤によって自我の不可逆的な発展が行われる。

対称的非‐自我は交換を必要とし、そこでは自我の可逆的な働きが保たれている。(65)

この概念的で弁証法的なアプローチは、古典的免疫学にみられる軍隊的メタファーよりも《排他》、《感染》、《耐性》といった状況をよりうまく説明しているようである。このアプローチは特に、G・ベルケーズが提案するように《生物学的自我（Soi）と精神分析的自我（Self）》[66]を関係づけることができるさらに広いある理論的枠組みを提案している。

このような連関が基礎を置いているのは何よりもまず、生物学と心理学の境界領域に位置する新しい分野であり、それは精神‐免疫学と表現される。ベセドヴスキーとソルキンが一九七〇年代に明らかにした神経系と免疫系の相互作用によって、[67]質の次元（精神分析的）と量の次元（免疫学）という別々の理論的な諸展望の間にあるすべての対応関係を神経ホルモンの変化を介して提示できるようになった。G・ベルケーズによるとこの相互作用が示唆するのは、

情動あるいはリビドー量の生物学的な下層に関係する、免疫システムが仲介する心のシステムと神経システムの変わり目[68]

である。

フロイトは欲動を心的なもの（psychisme）と身体的なもの（somatique）との《境界‐概念》と構想していた。[69]そして、J・ラプランシュとJ・B・ポンタリスはそれを《心的なものにおける身体的なものの代表》と説明した。[70]だが、精神‐免疫学がもたらす知識に

よってフロイトの視野を拡張し、身体における精神の《代表》について考察することができる。ある意味でエイズはこのタイプの《代表》であると思われる。一般的な話では、たとえば性的行動は、生命がカップルを形成するために相補的器官を対にしようとする傾向を表し、カップルは個別的特性を超えて種の普遍性へと向かう。生殖における欲動は、生物学的次元での興奮状態に終止符を打つために相補的な《同じ者（même）の探求》を実現しようとするのである。[71]

先に大まかに説明したHIVのウイルス学的《論理》はこの病気の精神病理の領域に適用されうるだろう。概念的な見地からしてこのような適用は単なる隠喩ではなく、リチャード・ドーキンスが《ミーム》と呼んだウイルスや思想に共通する複製構造に基礎を置いている。N・K・ハンフリーによるとミームは真の生きた構造である。

あなたが私の精神に一つの繁殖力のあるミームを植えつけることは、あなたは文字通り私の脳に寄生するということになる。まさに一ウイルスが宿主細胞の遺伝メカニズムに寄生しうるように。[72]

ただしウイルスとは違い、思想は伝達されるたびごとに変化するという理由でこの科学論的パラダイムが限定されていることを補足しておこう。[73]

後天性免疫不全症候群は痴呆のような精神病理的表出を伴う。この表出はある意味ではこの症候群に特有の本来病態生理的メカニズムと同形のものとして表れる。実際、精神科医は主体のその分身への投影と同一化の過程を説明してきたが、この分身は宿主としての人間に対するＨＩＶのように個体性の漸進的喪失に帰着するのである。[74] この現象はしばしば苦悩を伴うが、それはこの病気によって内部が破壊される過程が外的に汚染されているという意識に衝突することから生まれる苦悩であり、衝突の原因をどちらにも還元することはできない。その反動として、このような苦悩によって心の同一性の問題が主体に対して提起される。この問題が誘発するのは、罪悪感から解放される仕方、もっと言うならば《ヒロイック》な仕方でこの症候群を生きようとする探求、つまり身体それ自体が自我の理想となる《ナルシスティック》な探求》である。ここで重要なのは同一性の真の危機であり、この危機に陥ったエイズの無症候性キャリアは《自分自身への反射的な回帰》をおこなう。

伝統的な治療法がぶつかっている障害と、遺伝子治療技術の拡張が呼び起こす希望は次のことを示唆する。エイズという汎流行の進行が食い止められるには、ＨＩＶの展開と同じタイプの戦略をＨＩＶ自身に対して向けられる日を待たなければならないだろう。そこにエイズを定義しているメカニズムの弁証法 - 語用論的性質を理解する必要が生まれる。実際この必要性はエイズを総体的に考えるアプローチの中に含まれている。つまりエイズは、まずは無症候性キャリアの人格全体へ、次にこの人間が属している社会システムへ、最後には人間全体へと常に関係づけられなければならない。(75) このようなアプローチが生命倫理に関連した精神病理的なケースに対しても妥当であるかどうかを確かめてみることにしよう。

注

（1）Ｊ・モノー（Jacques Monod）、*Le hasard et la nécessité.* p.125.〔『運命と偶然――現代生物学の思想的な問いかけ――』、渡辺格、村上光彦訳、みすず書房、一九七二年、一二九頁〕

（2）※訳注　コード共通性（colinéalité）。linéarité は「直系の」（linéaire）からの派生とみなす。

（3）Ｂ・コモナー（B.Commoner）、Desoxyribonucleic acid and the molecular basis of self duplication. in *Nature* 203,1964,p.488.〔※訳注　コモナーのその他の論文としては、Failure of the Watson-Crick Theory as a chemical explanation of inheritance. in *Nature* 220,1968,pp.334-340.が挙げられる。〕

（4）W.Gilbert, Why Genes in Pieces, in *Nature* 271,1978.

（5）※訳注　原文は langage articulé

（6）モノー、Connaissance et valeur, in *Responsabilité biologique*, Trad.franç. p.23.
（7）※訳注『精神哲学』、船山信一訳、上巻、岩波書店、一八八頁参照。
（8）ヘーゲル、Enzyklopädie der philosophischen Wissenschaften im Grundrisse, 1830, Zusatz∞195.〔『小論理学』、松村一人訳、下巻、岩波書店、一八七〜一八九頁〕
（9）F・ジャコブ（F.Jacob）、Le modèle linguistique en biologie, in *Critique*,322,1974,pp.200-201〔『生物学における言語学的モデル』〕
（10）R・シャンドボワ（Rosi Chandebois）、*Le gène et la forme ou la démythification de l'ADN*. p.220.〔『遺伝子と形式あるいはＤＮＡの非神話化』〕
（11）アンリ・アトラン（Henri Atlan）、L'organisation biologique et la théorie de l'information. p.74.ADN : programme ou données ? in *Transversale Science Culture* 33,1995,pp.6-10.Génétique et Théorie de l'information.(avec J.Tonnelat).in *Transversale Science Culture*.41,1996,pp.8-13.
（12）ジョルジュ・ムーナン（Georges Mounin）、*Linguistique et philosophie*, p.16.〔『言語学と哲学』〕
（13）※「離散性」については、第三章、注22参照。
（14）※訳注　原文では「ペプチド言語」となっているが、タンパク質を構成しているのはアミノ酸であり、ここでは《核酸言語》との対比で用いられているので《アミノ酸言語》と訳した。ペプチドはタンパク質と基本的に同じ物質。
（15）F.Morrell, Signs Grow. *Semiosis and Life Processes*. p.236.参照。
（16）デュクロ（Oswald Ducrot）、*Le dire et le dit*, p.78.note 9.参照。

（17）オースティン、*How to do things with words.* p.69.〔『言語と行為』、一二一頁〕
（18）ホフスタッター、*Gödel, Escher, Bach : An Eternal Golden Braid,* p.514.〔『ゲーデル、エッシャー、バッハ』、五〇九頁〕
（19）※訳注　回路（cycle）—生化学用語で、循環的な反応系列を指す。
（20）※訳注　転位（transposition）は遺伝因子が染色体やプラスミドＤＮＡに挿入したり、そこから自分自身を削除したりする現象。
（21）Morrell, Signs Grow. *Semiosis and Life Processes,* p.255.
（22）ホフスタッター、前掲書、p.409.
（23）※訳注　インプリンティング（imprinting）—〔動物学〕刻印づけ、刷り込み。生後間もない期間に獲得され、永続する行動様式。
（24）※訳注　原文は la disomie uniparentale maternelle
（25）J.Rennie, DNA's new twists, in *Scientific American.* March.1993.参照。
（26）A.Adoutte, L'organisation de la cellule, in *Pour la Science.* Avril (1998).参照。
（27）※訳注　une biotique は biologie と informatique（情報科学）からの造語。
（28）モリス、Foundations of the Theory of Signs. in *International Encyclopedia of Unified Sciences.* I.2.1938.
（29）ホフスタッター、*Metamagical Thema. Questing for the essence of Mind and Pattern.* Chap.3.〔『メタマジック・ゲーム—科学と芸術のジグソーパズル—』、竹内郁雄（他）訳、白揚社、一九九〇年、

第三章〕

（30） A.I.Tauber, The Immune Self. *Theory or metaphor ?* p.8. また、I.Rieusset Lemarié, Virus et rétrovirus, transmission et génération : l'hérédocontagion. In *Vers un anti-destin ? Patrimoine génétique et droits de l'humanité.* Sous la direction de F.Gros et G.Huber. p.238.参照。

（31） ※訳注　映画『召使（*The Servant*）』（一九六三年、イギリス、製作・監督ジョゼフ・ロージー（Joseph Losey）、脚本ハロルド・ピンター（Harold Pinter））。〔あらすじ〕裕福な青年貴族トニーは貴族の娘スーザンと結婚するために、南米からロンドンに戻るが、戻ったその日に雇った召使バレットに惚れこんで一切を任せてしまう。バレットは愛人を妹と称して邸に住み込ませ、トニーを誘惑させたり、麻薬を教えたりして堕落させ、ついに生活は破滅状態になる。ホモセクシュアル、主人と召使の階級逆転、イギリス貴族の哀れな末路をスキャンダラスに描いて公開当時物議を醸した。（『ぴあシネマクラブ洋画篇』、ぴあ株式会社、一九九六年、一〇九七頁）〕

（32） A.G.Dalgleish, P.C.Beverley, P.R.Clapham, D.H.Crawford, M.F.Greaves, R.A.Weiss, The CD 4(T 4)antigen is an essential component of the receptor for the AIDS retrovirus. in *Nature* 312,1984,p.763-767.参照。

（33） W.A.Haseline and J.G.Sodroski, Cell membrane fusion mediated by the enveloppe glycoproteins as the primary effector of AIDS virus cytopathicity. in *Acquired Immunodeficiency Syndrome.* International Conference on AIDS. Edited by J.C.Gluckman and E.Vilner. p.53.参照。

（34） R.Wyatt *and al,* The antigenic structure of the HIV gp 120 envelope glycoprotein. in

Nature.393,1998,pp.705-711.

R.Wyatt and J.Sodroski, The HIV-1 Envelope Glycoproteins : Fusogens, Antigens, and Immunogens, in *Science*.280,1998,pp.1884-1888.〔※訳注 gp120タンパク質に結合する抗体をつくりだすワクチン（アメリカで臨床試験まで進んでいる）については『Newton』、九月号、二〇〇〇年、六〇〜六一頁参照。〕

(35) ※訳注　マクロファージ—脊椎動物の結合組織に存在する食細胞（周囲から粒子を摂取することができる細胞）であり、一般には血液中の食細胞ではない。

(36) ※訳注　体液性応答は、抗原に対して構成される抗体の生産であり、細胞性応答は、リンパ球性および食細胞性の反応。

(37) E.de Clercq, La chimiothérapie du sida, in *La Recherche 241*,1992,p.291.参照。

(38) J.Cohen, How Can Viral Variation Be Overcome? in *Science* 260,1993,p.1260.

(39) N.R.Landau, M.Warton, D.R.Littman, The enveloppe glycoprotein of the human immunodeficiency virus binds to the immunoglobulin-like domain of CD 4. in *Nature* 334,1988,pp.159-162.参照。

(40) ダゴニェ、*Méthodes et doctrine dans l'œuvre de Pasteur*,〔『パストゥールの著作における方法と教義』〕p.210.参照。

(41) ダゴニェ、前掲書。

(42) ヘーゲル、Enzyklopädie der philosophischen Wissenschaften im Grundisse.1830.II.Zusatz∞372. pp.528-529.〔『自然哲学』、下巻、六九一頁〕

（43）F.B.Ebersole, The definition of "Pragmatic paradox", in *Mind*,62,1953.

（44）※訳注　アポトーシス（apotosis）は病的でない動物細胞が死んで食作用で除去されるまでの過程。

（45）M.L.Gougeon, L.Montagnier, Apoptosis in AIDS. in *Science*,260,1993,p.269-270.参照。またJ.C.Ameissen, The Origin of Programmed Cell Death, in *Science*,272,1996,pp.1278-1279.も参照。

（46）※訳注　原文は human leucocyte antigen

（47）T.A.Kion, G.W.Hoffmann, Anti-HIV and anti-anti MHC antibodies in alloimmune and autoimmune mice. in *Science*,253,1991,pp.1138-1140.

（48）A.M.Moulin, La métaphore du Soi et le tabou de l'auto-immunité. in *Soi et Non-Soi*. Sous la direction de J.Bernard, M.Bessis et C.Debru.p.63.

（49）J.Rostand, *Esquisse d'une histoire de la biologie*. p.240.〔『ある生物学史の構想』〕

（50）ヘーゲル、Enzyklopädie der philosophischen Wissenschaften im Grundisse.1830.II.§317.Zusatz pp.228-229.〔『自然哲学』、上巻、二八九～二九五頁〕

（51）G.Simondon, *L'individu et sa genèse physico-biologique*. p.132.〔『個体とその精神 - 生物学的生成』〕

（52）ホフスタッター、*Gödel, Escher, Bach*, p.537.〔『ゲーデル、エッシャー、バッハ』〕

（53）ヘーゲル、Science de la Logique, *La Doctrine de l'Essence*. trad. franç.p.294.〔『大論理学』、中巻、武市健人訳、岩波書店、二七四～七五頁〕

（54）※訳注　オイラー・ベンの図式のことであろう（二〇九頁の自我と非自我の略図は訳者が付け

加えたものである）。レオンハルト・オイラー（Leonhard Euler,1707-1783、スイス）は十八世紀最大の数学者。〔「オイラー・ベンの図式—集合を表わすのに、オイラー図式（アメリカではベン図式といわれるが）が用いられる。これは、とくにブール算法のいくつかの性質を確かめることができる。（…）ド・モルガンの二つの法則は、双対性によって結びついているといわれる。①二つの集合の共通分の補集合は、それらの補集合の合併と一致する。②二つの集合の合併の補集合は、それらの補集合の共通分と一致する。一つの法則の中の合併と共通分という語をとりかえれば、そのままもう一つの法則になり、逆もまた成り立つ。」、『現代数学小事典』、銀林浩、宮本敏雄訳、亨有堂、一九七一年、二〇～二一頁〕

（55）※訳注　矛盾律—命題「Ｐでかつ Ｐでない」は、Ｐの内容がなんであれ、常に正しくないとする規則。

（56）※訳注　排中律（第三項排除の原則）—一つの命題とその否定のうち、どちらか一方だけが正しいことを主張する規則。なお、以上三つの律についてヘーゲルは『大論理学』中巻の第二章「本質性または反省規定」の中で詳しく述べている。

（57）R.Fasqelle *et al.*, *Eléments d'immunologie générale*. p.421.〔『一般免疫学の初歩』〕

（58）M.Matten, E.Levy, Telelogy, Error and the Human Immune System, in *The Journal of Philosophy*. LXXX.7,1984,p.359.参照。

（59）J.D.Roberts, K.Bebenek, T.A.Kunkel, The accuracy of reverse transcriptase from HIV-1, in *Science* 242,1988,pp.1171-1173.参照。

（60）フリッチョフ・カプラ（Fritjof Capra）、*The Web of Life.* p.279.

（61）J.Stewart, Psychologie et Biologie, in *Somatisation, Psychanalyse et sciences du Vivant.* pp.234-235.

（62）※訳注　エンドルフィン―哺乳類の脳に存在するポリペプチド。モルヒネ様鎮痛作用をもつ。

（63）C・パート（Candace Pert）、Neuropeptids, AIDS and the Science of Mind-Body Healing, in *Alternatives Therapies* 1.3,1995.〔※訳注『「神経ペプチドとそのレセプターを介して、脳、分泌腺、免疫系は脳と身体とのコミュニケーションのネットワークに参加しており、おそらくこれが感情の生化学的な基質であろう。」とパートと共同研究者は一九八五年の論文に記している。』『生命記号論―宇宙の意味と表象―』、ジェスパー・ホフマイヤー、松野孝一郎、高原美規訳、青土社、一九九九年、一四四頁参照。〕

（64）カプラ、前掲書、pp.283-284.

（65）L.Sève, *De la reconnaissance comme similitude et comme gratitude,* in *Soi et Non-Soi.* Sous la direction de J.Bernard, M.Bessis, C.Debru. p.141.

（66）G.Berquez, Conceptualisation psychanalytique du Self. in *L'inconscient et la Science.* p.135.

（67）R.Dantzer, *L'illusion psychosomatique.* pp.248-254.

（68）Berquez, Conceptualisation psychanalytique du Self, in *L'inconscient et la Science.* p.139.

（69）フロイト、Drei Abhandlungen zur Sexualtheorie. G.W. V. p.67.〔「性欲論三篇」、『フロイト著作集5』、三五頁〕〔※訳注　「本能とその運命」（一九一五）の中ではより明確に述べられている。六三頁〕

（70）ラプランシュ、ポンタリス、*Vocabulaire de la psychanalyse.*, p.361.〔『精神分析用語辞典』、四六八〜四六九頁〕

（71）J.Melon et P.Lekenche, *Dialectique de pulsions*, p.63.〔『欲動の弁証法』〕

（72）R・ドーキンス（R.Dawkins）, *Le gène égoïste*, Paris, O. Jacob.1996.Trad. franç. p.261.〔『利己的な遺伝子』〕

（73）ダン・スペルベル（D. Sperber）、La contagion des idées, *Théorie naturaliste de la culture*, pp.39-40.

（74）M.F.Bacque, Le corps comme surmoi, in *Psychologie, cancer et société*, Sous la direction de Y.Pélicier, pp.135-142.

（75）E.Hirsch, Responsabilités humaines pour temps de SIDA, *Les enjeux éthiques*, p.200.

第八章　精神病理学から生命倫理学へ

ヘーゲルの方法論が近代精神病理学にとって操作的に見えるがゆえに、[1] ヘーゲルが提案した精神病理学的生成のアプローチを用いれば、生物‐心理学的存在の総体的な弁証法的性質、この性質の倫理学との関係、よってこの性質と生命倫理学との関係を明らかにするのは難しくないであろう。

精神‐病気‐論理（psycho-patho-logique）の弁証法

ヘーゲルは、有機病理学と精神病理学を概念的に関連づけうるようなある理論モデルを練り上げた。精神の病気が有機的生命の統一性を前提にする《普遍的な主体》から発する限りにおいて、それは病気の最も具体的な表現である。[2] ヘーゲルによると、《精神の錯乱》（*Verrucktheit*）は《魂を魂自体から分離するもの》（*der mit sich selber entzweiten*）を表す。[3] 重要なのは一つの矛盾の存在である。それは主観性を自己喪失の自然な性質であると位置づけているのに、自然の外在性をさらに高い次元で統合しながら自然の変化作用を治療方法として重視するという矛盾である。[4] したがって精神病理学を有機病理学の諸規定に再び結びつけなければならない。

ヘーゲルにとって病気は自然哲学のあるカテゴリーを表わし、《類（genre）》の発展を介して病気として規定される。有機生命体は類によって、四つの契機を含む弁証法を用いながら自らに固有の概念に合致できる。

（1）まず最初に類が自らを種へと個別化する。こうしてそれぞれが他者と対立しながら、自分を他と区別する生命の個体性の具体的規定が認識される。

（2）次に類の普遍性と種の外在性との間の否定的な関係、すなわち対立関係は、性関係を通して《さらに高い次元で統合》されている。欲求がこの否定的関係から生まれ個と普遍が適合していないことを表現する。そして欲求は自分と同じ類に属する他者の中に《自己感情》を見出そうとする欲望に変化する。[5]

（3）個体の病気は、有性生殖から生まれる個別的存在とこの個体が属している類との間の適合不十分を特徴づける。この意味で病理状態はヘーゲルによれば欲望が生み出す状態に類似している。なぜなら、この二つの状態はそのどちらもが個体が自分自身との間に結ぶ否定的関係を表しているからである。生体におけるこの内的分裂は《魂の病気》において最も強く表れるが、この病気は生命全体に悪影響を及ぼす。[6]

治療はそれ自体が類がたどる所定の経過の一契機である。そして治療の目的は生命の生命自体との一致を取り戻すことなのだ。一般に治療は、生体とその外在性の不適合が生み出す緊張状態を解除するために生体を刺激することにある。[7]

（4） 最後に個体の死が自然の特殊性と類の普遍性の差異を決定的な形で《より高い次元で統合する》。実際ヘーゲルによれば、それぞれの個体が他者に対して自分自身に固有の外在性を打ち消そうとする性関係の中に死がすでに芽生えている。[8]

類の発展におけるこれら四つの契機は、概念的に演繹された方法論的枠組として用いることができる。この枠組みは精神病理学の領域に特徴的ないくつかの理論的問題を説明しうる。このような観方によって、この領域に合理的一貫性を与えながら、基盤となっているさまざまな構造を突き止めうるようだ。たとえばヘーゲルの図式を次のようなやり方で適用できるだろう。

（1） 類から種への移行は、社会・文化・共同体・家族といった多様な側面において、一個人に固有の中継部〔リレー〕を介して精神現象を組織化するすべての象徴的規定に関係しているようである。このような個別化の伝達、あるいは普遍性の伝達は、フロイトにればエディプス期を通じて子供によって内在化される。そういうわけでエディプス・コンプレックスは、主体の成熟を規格化する心的個体性の特殊な一形式に同一化することによって到達するために統御されるわけだが、この統御は《個体に対する世代の勝利》[9]、つまり個体性に対する普遍性の勝利という性格をもっている。[10]

（２）性の問題はまず第一に誘引という自然現象であり、その人間に特有の表現は《性愛》である。[11] ジャン‐ディディエ・ヴァンサンが強調するように、欲望と快楽はそれらが結合する時に始めて真に人間的となるのである。[12] 実際、性の問題は主体についての一科学を確立する計画の条件を左右し、この計画を構造化する最終的形態を可能にする。[13] 人間の欲望は、充足経験に先立つ緊張を和らげることによっても、欲望された対象の所有によっても消え去ることはない。欲望は本来想像上のものである。フロイトによれば欲望は《充足経験という幻覚を備給（充当）すること》で説明がつく。[14] ラカンはヘーゲルの理論を足場に、他者に評価されたいという欲望のような欲望の間主観的な内容を強調した。だが次の点は明確にしておきたい。ラカンにおける《性の闘争》[15] の理論モデルとして機能する主人と奴隷の弁証法は、ヘーゲルにおいては欲望の直接性を《より高い次元で統合》することであり、《普遍的自我の意識》[16] へと向かう。

（３）フロイトは、エディプス・コンプレックスにまつわる危機の乗り越えに失敗して精神神経症になってしまいうる諸条件を指摘している。[17] 実際、重要なのは失敗の失敗である。というのもエディプス・コンプレックスの消滅（退潮）は、その《内的不可能性》すなわちある実現不可能な欲望に直面した子供のフラストレーションから生じるためである。[18]

このように精神 - 神経症[19]は母親の体に対する象徴化されない愛着を乗り越えられないことから生じるのであろう。ヘーゲルの用語を用いるならば、概念がたどる普遍的な過程によっていまだに媒介されていない個体性への沈静と言うこともできよう。フロイトは男性に母親への固着が残っていると別の女性との関係に支障をきたす恐れがあると述べている。この固着が母親への同一化に変わったとき、主体は同性愛者になり、自己を参照しながら自分自身を架空の対象として追い求める。[20]

プロメテウス的自己参照と生命倫理学の問題

自己参照の問題はその精神的な表出というレベルを超えて実際に、現代生命倫理学の多くの問題、特に医学がサポートする新しい生殖技術に関する問題にかかわっている。これらの技術は、先に考察した性についての普遍的な問題に関係づけられなければならない。ジャック・リュフィエが強調するように、同性愛は生殖のわずかな可能性さえも排除して

《性と生殖が分裂する最高段階》を表している。[21] 医学がサポートする生殖にも似たような分裂がみられるが、この場合は生殖と生殖能力の分裂である。この新しいタイプの生殖は子宮の機能と卵巣の機能を区別することによってついには母性の概念そのものを二分割するに至る。[22] この分裂は最初の人工子宮が現れる頃にはさらに際立っているだろうが、一九九七年二月二十三日、新聞がクローン羊ドリー（Dolly）の誕生を国際的に発表したとき、全く新しい意味を獲得した。[23] エジンバラのロスリン研究所でクローニングされたこの雌ヒツジは、子宮の機能だけを用いることによって卵巣の機能を完全に破棄することが可能な生殖形態を初めて用いた。その言葉どおり、普通は生殖質の受精から生じる胚の全能性が、全形成能を与えられた核をもつ成体の体細胞によって取り替えられたからである。[24] これ以後生殖は生殖能力からだけではなく性行動からも切り離される。この生殖は自己‐参照論理を用いており、《ソーマ（体質）》はこの論理に従って《ジェルマン（生殖質）》を使わずに自分自身だけに結びついている。[25] 実際、クローン化（核移植）技術とは、植物の一部から植物全体を複製する、いわゆる《挿し木による繁殖》という植物における現象を動物界に適用することである。このようにこれらの技術は、総体的な全能性に達するために未分化の段階へ戻るという、すでに分化した体細胞の細胞学的《退化》を実行しているのである。

ドリーのケースで、もし卵細胞が移植された核を提供した雌ヒツジから取り出されていたならば、ドリーは単為生殖タイプの生殖によって生まれたことになっただろう。[26] このタイプの生殖はたとえそれが必ずしも《雌性巣性生殖》[27] ではない、つまり雌だけを産む生殖ではなかったとしても雄の介入を排除する。[28] それに加えて単為生殖には生命の多様性を打ち消す傾向があり、したがって生命の無視できない性格の一つとして残っている個体性という概念をも打ち消そうとする。[29]

だからといって特にパーキンソン病、糖尿病、筋ジストロフィ（異栄養症）などに関する、哺乳類にクローン化技術を生物医学的に適用しようとする計画が呼び起こす希望に水を差したりせずに、[30] 場合によっては起こるかもしれない生殖クローン化技術の人間への適用が与える倫理的影響を分析すべきである。

自己参照の問題を念頭に置きながらこの生殖技術が生物学的両親を常に前提とする親子関係を破棄するということを指摘するにとどめておこう。この技術はまた、個人の形態を保存すべきものとして無限に増殖することによって、自分の死、あるいは他人の死を免れようとする幻想的な欲望も抱かせる。だが、この自我イメージの崇拝はある事実に突き当たる。それは遺伝子型（génotype）のアイデンティティは常に個別化された文化的環境によって決定される表現型（phénotype）のアイデンティティとは異なるという事実である。実際、肉体的に再生産されることを望むナルシスティックな幻想は人間精神の個体性を否定している。[31] このように生体全体を遺伝子がもつ諸性格だけに還元してしまうことに加え、人の生殖質のクローン化はH・アトランが形容した《生殖技術の濫用》[32]という傾向をもつだろう。この技術の執拗な使用によって、一人の人間が時間的にずれた双子という形で自分を複製し、子供の代わりにするかもしれない。[33]

そうなると世代間の目印が混乱し曖昧になってしまうであろう。たしかに双子の兄弟を改めて産み出すことは、双子出産は子宮という起源が同じである限りにおいて、まず最初に近親相姦的な幻想をかなえることになるだろう。もちろん、このような状況が生じるのは、クローンされる子供の子宮の母親と移植する核を提供する主体の卵巣の母親が同じケースだけであるが。次に、この混乱は自己創造と自己参照幻想の最も強い表れであり、したがって他人の他性を否定し、他性との関係によって生じうる倫理的関係を否定するだろう。世代間の目印が混乱することに関しては、この混乱は社会・法律・精神病理それぞれの観点から、相互主観的な関係を規定している象徴的な枠組みの大幅な再検討の一環をなしている。たとえ父と母の概念が生殖父と生殖母といった概念に還元されえないとしても、それでもやはり人間における意識的、もしくは無意識的な主観性というものは生物学的両親が最良の方法で行いうる生命の心的伝達の結果なのである。[34]

ここまで、自己 - 参照論理が実際に生物 - 語用論的にどのように表れるのか、その分析を試みてきたが、この自己 - 参照論理はドリーの誕生後にアメリカ大統領ビル・クリントンが告発した神への同一化を完璧に説明している。この論理は最終的に、人間に固有の幻想、すなわち自らの創造者にならんとする幻想を表している。[35] 現代生物学の《プロメテウス的》態度は、その本質には《技術的なものが何もない》技術[36]についてのハイデガー的問題を提起し直し、生物学的研究の原動力それ自体は生物学的ではなくてむしろ神話的、形而上学的であることを証明している。[37] 実際この問題が生命倫理にかかわるあらゆる現代的な論争を引き起こしている。

生命の価値

医学や生物学の諸倫理委員会が、ナチ政体が体現した《反 - 生命倫理学》に対する反動として戦後裁判（一九四五～四六年）とニュルンベルク〔倫理〕綱領（一九四七年）の影響下で創られたことは示唆的である。

思い返しておきたいが、国家社会的全体主義秩序はアーリア人を《人類のプロメテウス》と同一視し、殺人優生学に裏打ちされた完全に自己参照的な論理によって導かれていた。

われわれはシュレーバーのケースの分析によって、この自己参照的な論理の精神病理的様相を明らかにしようと試みた。ヘルマン・ラウシュニングはヒトラーの次のような言葉を引用しているが、この言葉はクローン化の問題を先取りしているにちがいない。

フューラー（総統）の新たなエリートは、私の権力のための《闘い》、闘争によって選ばれるだろう。私を支持する者は、その者が私に協力している事実そのものから、また私にもたらす援助の質から選ばれる。それは権力のためのわれわれの長く執拗な闘いの革命的で偉大な意味であり、ゆくゆくはドイツ民族の運命だけでなく、全世界の運命をも導くことになるであろう指導者たちの新しい階級が生まれることを意味する。[38]

このような計画のモデルは、古代ギリシア・ローマの多神教への回帰を説くことにより、西欧文化におけるユダヤ・キリスト教的絆を徹底的に除去することを目指す、R・A・ポワが《自然の宗教》と呼んだものに関係している。[39] このモデルは《生存競争（struggle for life）》[40]を安楽死や種の皆殺し政策の原動力として説く、ダーウィン主義の社会的・生物学的横溢によって十分に裏打ちされていた。ところが実際は、保健衛生の分野に属する浄化という概念に密接に結びついたこの政策は、ダーウィンにとって根本的であった多様性という概念に矛盾していたのである。(41)

ナチズムのこのような優生学的渇望は、一八八九年に《未来の世代の人種的特質を肉体的にも精神的にも高めたり低めたりするために》フランシス・ゴルトンが提唱したプログラムから直接の着想をえている。(42) たとえゴルトンのプログラムそれ自体は高い評価を受けていて、そこに部分的に含まれていた人種差別的な命題だけに還元できないとしてもである。(43) ここで想起しておきたいのは、十九世紀末のドイツでは一八八一年にK・ユーゲン・デューリングが人種・道徳・文化問題としてのユダヤ問題に関する著書で示しているように、(44) 生物学が諸価値の源であり究極の基準となっていた。したがって血の共同体は、宗教的帰属とは対照的にもはやそこから逃れられないアイデンティティを作り上げ、それを守るのである。優生学的プログラムの大規模な実現は第一次世界大戦後にドイツの種の衛生に関する理論家たちによって用意されていた。彼らは生きる権利の諸条件を定義しようとして、生命の価値論を発展させることに熱心に取り組んだ。そういうわけで一九二〇年にカール・ビンディングとアルフレート・ホッヘが「生きる価値なき生命の抹殺（*der Vernichtung Lebensunwerten Lebens*）」を強く勧めることになる。(45) したがってこの生命の破壊は国民全体の生と死を決定する最終権力を生物学に与えたわけである。一九三三年以来ドイツの大多数の生物学者と医師団は、多くの専門知識を最初の目的から逸脱させた未曾有の反‐生命倫理的暴挙に加わった。この観点からすると精神医学のケースは模範的である。ベンノ・ミュラー＝ヒルが指摘するように、断種の導入以来、

精神医学はもはや学生たちの興味をそそるものではなくなった。患者は《劣等》物であり、断種されるべきであり、今や殺害さえされるべき存在となった。(46)

すべての社会的価値と象徴的レフェランスが全体主義秩序によって完全に鋳直されてしまった瞬間から、全体主義秩序は他の専門工と同じくらい自分の職務に適応している死のテクノクラートをいとも簡単に生み出すことができる。(47) R・プロクターの指摘であるが、ナチの医者たちは殺人行為の実行を強制されたわけではなく、彼らは自分たちが人類の遺伝子的浄化、種の浄化というある有益な仕事に貢献していると確信して悪事に自発的に身を委ねたのである。(48)

人間に対しておこなう実験の倫理に関する最初の体系的な表明はワイマール共和国（一九三一年）に遡る。戦後の医学倫理とその後の生命倫理は、ナチの生物学を参照にして、

またはそれに対立する形で発達した。たしかに政治的、イデオロギー的な目的のためにナチの生物学を参照するケースが少なくなかった。[49] それでもやはり全く異なる歴史的文脈、技術的文脈において、あらゆる治療の試み、あるいは生体内の生命を生体外の生命に変えようとするあらゆる試みは、実験的な主体や無価値と判断される生命をどうやって定義するのかという問題にどうしても突き当たってしまう。したがって、ヘルシンキ宣言（一九六四年）[50] や東京宣言（一九七五年）[51] は直接間接を問わずニュルンベルク綱領[52]を参照しているが、この綱領は一般に真の意味で《生命倫理学を誕生させる行動》[53] であった。

だが実際のところニュルンベルク綱領はその現実的な適用や従うべき制裁などについての難問を抱えている。[54] この綱領が直接対象としているのは、そのようなものとして定義される実験的な主体だけである。よって自発的な主体という規定をまだ獲得していない生体、または暫定的にもしくは決定的にこのような規定をもはや引き受けられない生体に命令が拡張されることは検討されていない。一九九七年十一月十一日、国連の調印国と国連憲章が採用したヒトゲノムと人権に関する世界宣言には、一九四八年十二月十日の人権に関する世界宣言以来練り上げられてきたさまざまなテクストを参考にしている箇所が多い。たとえば前者の宣言は《どのような遺伝的特性であるかには関係なく、威厳や人権が尊重される権利》の付与を、《それぞれの個人》に拡張した。[55] これは《個人をその遺伝的特性に還元しないこと、また唯一の性格と多様性を尊重すること》にほかならない。だがL・ディアヌーが想起するようにこの宣言は少なくとも抽象的なままである。なぜならこの宣言が実現すべき内容に関する政治的手段を明確にしていないからだ。これが明確にされているならば倫理を権利に実際に変えることができよう。(56) それに加えてこの宣言は個体と人間存在の吟味することのできない定義に基礎を置いている。

死、そして生命の倫理学

生命倫理学者が実験対象となった他者の他性を明らかにさせておくために主体として不在となるときにこそ、生命倫理学の問題が真に提起されると思われる。実際、エマニュエル・レヴィナスが強調しているように《一人称で話す理性は〈他人〉に向かうことなく独白する》。(57) 生命倫理学者の主体のパラドックスとは、彼が「自分一人の観点から他者について裁定を下す」と主張していることである。人の命の定義は人の胚の規定や安楽死に関するさまざまな議論の中心にあるが、生命倫理学者の主体のパラドックスの例として重要である。たとえば、マイケル・ロックウッドは次のように人間存在の異なる三つの様態を慎重に区別している。①生きている人体（*living human organism*）、②ヒト（*human being*）、③人格存在（*human person*）の三つである。彼は《人間は非‐人間の生命よりも優れた生命をもつ権利がある（claim to life）》と主張している。[58] このような区別の正当性についてはは特に、一九七〇年代に起こったカレン・アン・クインラン（Karen Ann Quinlan）についての論争[59]をきっかけにイシャヤフー・リーボビッツがその正当性について吟味している。状況を説明すると、薬物による自家中毒にかかった後で昏睡状態に陥った若い娘の話であり、人工呼吸器と人工食養による六ヶ月間の治療を行ったが容態は改善しなかった。そのため両親が治療の中止を求めた。当初、ニュージャージー州の最高裁判所が《生きる権利》の名において《死ぬ権利》の正当性を認めなかった。この決定に対してI・リーボビッツは当時次のような論証を展開した。まず《権利》や《義務》といった言葉は、立法者の合理性のみに由来する特定の法体系内部においてしか意味を成さない。しかるに、生命はこのような体系が周到に作成される以前から存在するある自然な事実であり常に独立を保っている。よって生命は必然的にこのような合理性の外部にある。生命は超‐合理的前提として、いかなる合理主義にも、いかなる限界にも、いかなる変更にも従うことはありえない。したがって、もちろん実際の現場ではあらゆる普遍化を超えたところでそれぞれのケースを扱わなければならないとしても、一個人の生命を真に形容できるいかなる法体系も存在しないであろう。そういうわけで極めて深刻な状況においては受動的安楽死を検討できるとしても、ただ病人の生命を軽視するという理由で安楽死を実行することは決して許されないだろう。結論として、誰かの生命を止めることを決定することはできない。なぜならその場合、その生命には意味がなく、周囲の人たち、あるいは社会に過度の重荷を背負わせていると判断していることになるからである。[60]

I・リーボビッツによると殺人の禁忌は昏睡状態の病人にも完全に適用される。能動的安楽死が正当化されうるのは、たんにそれが能動的か否かの理論的区別が未だに恣意的だからであり、したがって能動的安楽死はいろいろな意味で危険な結果に陥りかねない。もしカレンに関して、人工呼吸器がなければ延命の問題は決して出なかったという理由で安楽死が正当化されうると認めるならば（ここではD・フォルシャイドが形容した《死の人工的な中断の中止》が問題となるだろう）[61]、同じように昏睡状態ではあるが呼吸器の必要はない患者の場合には、一体どのような決断を取るべきなのだろうか？　カレンのケースで決定的な基準となりえた自律性がこのケースでは副次的とみなされかねない。また、ある医者が純粋に植物的で意識がない生命に対し最終的に安楽死を実行する覚悟を決めたとしよう。彼は次のようなケースではどのように対応するべきだろうか？　それは薬物中毒が原因で、植物的な〔自律神経系の〕機能は完全に回復しているが知的能力は決定的に傷つき失われてしまった患者のケースである。このケースでは意識的であるか否かという事実はカレンのケースよりも重要ではないように見える。だからといって、この患者が人間の個人的なあらゆる形式を失っているという理由から、医者や立法者は安楽死を検討しなくてはならないだろうか？　ならば虚弱児や自閉症の子供のケースではどのような決定を下すべきであろうか？　I・リーボビッツは、あらゆる合理化の試みはそれがどのようなものであれ、人間的ではない（a-humain）生命を決定する客観的な最小基準（この基準は医学的殺人を正当化しうる）はいまだに定義されていない、と結論づけている。生命倫理的論議を《ナチス化》しているといって非難されることはまずないと思うが、I・リーボビッツによると第二次大戦前のナチス政権の安楽死政策が特に七万人ものドイツ人精神病者の死をもたらした。実際この政策は、先ほど分析した安楽死の決定を下しやすくする論証の論理的な予備段階であった。ナチスドイツの場合、このような合理性の根拠がどこに置かれていたかというと、精神病質者の生命に価値を認めることを病人自身の視点からだけではなく、その家族や社会の視点から前もって拒否することに置かれていたのである。(62)

このような故意に挑発的な理論的視野は、先に指摘したような極めて深刻な場合の受動的安楽死を排除せず、《一人の人間の生命は（測定可能なものという意味の）価値はもたないが、尊厳をもつ》という理由で、人間の生命は評価鑑定されえないことを示そうとする。(63)しかしながらこの尊厳という概念、それを生にではなく死に適用する安楽死の盲目的信者たちが我が物として主張するこの概念に関してはいまだ問題にされていない。J・D

・ブレッシュが指摘するように、このような文脈において尊厳という概念が暗示しているのは、生命は良質であるという先験的な定義に反するがゆえに病気が下劣であるという考えである。だが、この定義は人間生命の究極の目的（テロス）は満足感であり、その他のどのようなタイプの目的も考慮されないことが前提となっている。[64]

実際、一個人の生命を評価（鑑定）できる基準なるものが客観性をもつことはまずない。評価対象となる生命が、《誰のために》意味をもつ、または価値をもちうるのか、あるいはもちえないのかを常に説明すべきである。このような問いかけは、それが厳密に行われるならば、主観的・恣意的な投影が生じてしまう危険を避けることはできる。[65] 一般に、すでに生まれた、もしくはこれから生まれるであろう医学的・実験的な主体〔クローン人間〕は、生物医学的権威や法律上の権威が制定する生命倫理学や法律上の諸規則に直面する。注意する必要があるのは、何らかの命令や推奨の規則が力をもつのは常に、立法者の意図、あるいは立法者が自分をそこに位置づけたいと望んだ慣習的な記録簿によってである。[66] しかるに生命倫理学の領域における立法者の志向的な自己参照は、生体外で研究をする生物学者の自己参照と同じように、無限に複雑な生体に対して自らに固有の手続きを投影することしかできない。にもかかわらず、M・メルロ‐ポンティが《外部の観察者》と呼んでいた観点によって人間存在を規定できると主張し続けるのだ。[67]

生命倫理的視点が大きく変わることができるのは、他人がもはや法を定める主体の投影としてではなく、ついに他者として把握されたときである。この点に関するクローン化技術の危険性について、ユダヤの伝統的倫理に基づいて練り上げられた一つの分析を参照することができる。人間のクローン化に対する主な反対意見は科学的研究それ自体を問題にしているのではなく、《隣人愛》の原則に悪影響を及ぼしうる規範からの逸脱を問題にしている。この《隣人愛》の原則は、生物学的観点からだけではなく心理学的観点からも考えた上で、最良の存在条件を他人に与えなくてはならないという義務を含んでいる。これと同じ倫理的責任が、クローン化が子供を生み落としてしまったならばその子供の世話を命じるであろう。また、適切な親という社会的構造が最初から欠如しているから心理的動揺が生じかねないという理由で、このような子供を世に出そうとする計画に断固として反対するのも、この倫理的責任感からなのである。このように何よりもまず他人の幸福だけを考えることはタルムードによって規定されている。タルムードは家族の幾人かが慢性的な病気に罹っている女性とは結婚しないように勧めている。このような結婚によって生まれる子供が同じような病気に罹ると考えるのが自然である限りにおいてであるが（イェヴァモート64b）。他者を他者として尊敬することは人間存在を道具化することに対する形式的な歯止めとなる。実際、さまざまな目的により計画されている正常でない子供のクローン化はこの新しい技術の主たる危険性であり、どのような制度もそれを完全に制止することはできないだろう。[68]

生命倫理学という言葉が完全な意味をもつためにわれわれができる唯一のことは、権利という概念よりも義務という概念を優先させることに尽きる。各人が自らに課されている他者に対しての義務をしっかりと引き受けるならば、他人の権利が自動的に尊重されることになる。一般に権利という概念が生命に適用されるならば、生命自体が選択の対象とならなければ真の意味をもたないだろう。ところが現実では、生命が表わしているのはあらゆる可能な選択条件そのものである。[69] J-F・マテイが強調しているように、《権利について考えてみると、われわれがもつただ一つの権利は、われわれ自身に対しての義務に帰する》。[70] 義務を最優先することはプロメテウス的な自己参照を放棄することが前提となる。

注

（1）　D.von Engelhardt, Hegel's philosophical understanding of illness, in *Hegel and the Sciences.* Edited by R.S.Cohen and M.W.Wartofsky. p.132.

（2）　ヘーゲル、Enzyklopädie der Philosophishen Wissenschaften 1830.II.§371.pp.520-525.〔『自然哲学』、下巻、六八一～七頁〕

（3）ヘーゲル、Enzyklopädie der Philosophishen Wissenschaften 1830.III§402.Zusatz. p.121.〔『精神哲学』、船山信一訳、上巻、岩波書店、一九七頁〕

（4）*ibid.* III.§408.Zusatz. p.181.

（5）ヘーゲル、Enzyklopädie der Philosophishen Wissenschaften 1830.II§368.〔『自然哲学』、下巻、六七四頁〕

（6）*ibid.* II.§369.〔『自然哲学』、六八二、六八七頁「そこで有機組織は、存在と〈自己〉との対立した形式のうちにある。そして〈自己〉とは、まさに自分自身にとって否定的なものがそれに対して存在しているようなものである。」「病気の第三の在り方は、普遍的な主体から発するもので、特に人間に見られる。それは心の病気であり、恐怖や心痛などに原因があって、そこからまた死にまで至ることがありうる。」〕

（7）*ibid.* II.§372.Zusatz.〔『自然哲学』、六八九～九〇頁

（8）*ibid.* II.§376.Zusatz.〔※訳注　「生得的な死の萌芽」という個所が第三七五節に見られる。〕

（9）フロイト、Einige psychische Folgen des anatomischen Geschlechtsunterschieds. G.W. XIV. p.29.〔「両性の解剖学的差異から生じる心理学的帰結」、『フロイト著作集5』、一六九頁〕

（10）ラカン、Le stade du miroir, in *Écrits.* p.98.〔「〈わたし〉の機能を形成するものとしての鏡像段階」、宮本忠雄訳、『エクリ』、第Ⅰ巻、一二六頁〕

（11）L.Bounoure, *Reproduction sexuelle et histoire naturelle du sexe.* p.124.〔『生殖と性の博物誌』〕

（12）ジャン‐ディディエ・ヴァンサン（Jean-Didier Vincent）、*Biologie des passions.* p.160.〔『感情の

生物学』、安田一郎訳、青土社、一九九三年、二〇三頁「快感も欲望も人間に特有なものではない。しかし他方、それらが結合することと、死を知ることは、人間に特有なものである。」〕

（13）M・フーコー（M.Foucault）、*Histoire de la sexualité 1*, La volonté de savoir. p.94.〔『性の歴史・1』、渡辺守章訳、新潮社、一九八六年〕

（14）フロイト、*Die Traumdeutung*, G.W.II/III. p.604.〔「夢判断」、『フロイト著作集2』、高橋義孝訳〕

（15）ラカン、L'agressivité en psychanalyse, in *Écrits*. p.122.〔「精神分析における攻撃性」、高橋徹訳、『エクリ』、第I巻、一六二～三頁〕

（16）ヘーゲル、Enzyklopädie der Philosophishen Wissenschaften 1830.III.∞435.〔『エンツュクロペディ』〕

（17）フロイト、Drei Abhandlungen zur Sexualtheorie. G.W.V.p.127.n.2.〔「性欲論三篇」、『フロイト著作集5』、八一～八二頁〕

（18）フロイト、Der Untergang des Ödipuskomplexus. G.W.XIII.p.395.〔「エディプスコンプレクスの消滅」、『フロイト著作集6』、三一〇頁〕

（19）※訳注　原文は psycho-névrose

（20）フロイト、Über einige neurotische Mechanismen bei Eifersucht, Paranoia und Homosexualität. G.W.XIII. p.204.〔「嫉妬、パラノイアおよび同性愛における二、三の神経症機制」、『フロイト著作集6』、二六〇頁〕

（21）リュフィエ、*Le sexe et la mort*. p.255.〔『性と死』、二八九頁〕

(22) アトラン、Les niveaux de l'éthique. in *Une même éthique pour tous ?* Sous la direction de J.P. Changeux. p.91.

(23) I.Wilmut *et al.*, Viable Offspring Derived from Fetal and Adult Mammalian Cell's. in *Nature*,365,27 february 1997,pp.810-13.参照。

(24) *ibid.*

(25) ※訳注　ソーマとジェルマンについては第四章、注49参照。

(26) アトラン、Transfert de noyau et clonage : aspects biologiques et éthiques. in *l'Aventure Humaine* 8.1997.p.6.

(27) ※訳注　雌性単性生殖の（thélytoque）—〔生物学〕雌が雌のみを産む単性生殖をいう。

(28) Bounoune, *Reproduction sexuelle en histoire naturelle du sexe*. p.171.〔『生殖と性の博物誌』〕

(29) マレイ・ゲルマン（Murray Gel-Mann）、*The Quark and the Jaguar. Adventures in the simple and the complexe.* p.253.〔『クォークとジャガー―たゆみなく進化する複雑系―』、野本陽代訳、草思社、一九九七年、三〇八～一〇頁〕

(30) I.Wilmut, Le clonage des mammifères, in *Pour la Science*.256.1999.参照。

(31) ジャン－フランソワ・マテイ（Jean-François Mattei）、Le clonage, in *Philosophie, éthique et droit de la médecine*. Sous la direction de D.Folscheid, B.Feuillet-Le Mintier, J-F.Mattei. p.470.

(32) ※訳注　直訳すると《生殖技術の執拗さ（acharnement procréatique）》程度の意味になるが、この表現の下敷きになっている《治療の執拗さ（acharnement thérapeutique）》という言い回しは「望みのない患者をさまざまな手段で延命すること」、つまり過度の延命治療を意味する。

（33）アトラン、Transfert de noyau et clonage : aspects biologiques et éthiques. in *L'Aventure Humaine,* 8. 1997.p.15.

（34）R.Kaës, Le sujet de l'héritage, in *Transmission de la vie psychique entre générations.* Ouvrage collectif. p.4.

（35）A.J.Klotzko, J.D., A Report from America, *The Debate about Dolly,* in *Bioethics,*11.5.1997,p.430.

（36）ハイデガー、La question de la technique, in *Essais et conférences.* Trad.franç., Gallimard, p.47.〔「技術の問題」、『エセーと講演』〕

（37）ドミニク・ルクール（Dominique Lecourt）、*Prométhée, Faust, Frankenstein, Fondements imaginaires de l'éthique.* p.9.〔『プロメテウス、ファウスト、フランケンシュタイン―倫理学の想像的基盤―』〔※訳注　ドミニク・ルクールは哲学者、パリ第七（ドゥニ・ディドロ）大学教授。他の著書としては *L'Amérique entre la Bible et Darwin,* P.U.F. (rééd.), 1999,*Les piètres penseurs,* Flammarion,1999 などが挙げられる。〕

（38）ヘルマン・ラウシュニング（Hermann Rauschning）、*Hitler m'a dit.* Trad. franç.p.321.

（39）R.A.Poix, *National Socialisme and the Religion of Nature.* Trad. fr. p.34.note 10.〔『国家社会主義と自然の宗教』、仏訳〕

（40）ダニエル・C・デネット（Daniel.C.Denett）、Darwin's Dangerous Idea. *Evolution and the Meaning of Life.* pp.461-467.〔『ダーウィンの危険な考え』、一九九五年〕参照。

(41) チャールズ・ダーウィン(Charles Dawin)、*L'évolution des espèces.* Trad.franç. p.57.〔『種の起源』、上巻、八杉竜一訳、岩波書店、一九六三年、第三章「自然のもとでの変異」参照。六三〜八二頁参照。〕

(42) フランシス・ゴルトン(Francis Galton)、*Natural inheritance.* 1889.〔『自然的遺伝』〕
〔※訳注　ゴルトンは「優生学」という言葉を創ったイギリスの科学者。チャールズ・ダーウィンのいとこにあたる。優生学(ユージェニクス)とは(英語で「eugenics」といい、ギリシア語の「良い」を意味する「eu」と、「生まれ」を意味する「genes(ゲネース)」に、「術」とか「学」を意味する接尾辞「希 ika(イカ)→英 ics」がくっついてできた合成語で、「良い血すじを作る術」という意味。〕
〔※訳注　「ゴールトンは科学分野に数学的手法を導入することについては豊かな想像力を大いに発揮した。その一つとして特筆されるのは、当時新たな学問として登場してきた気象学への貢献であり、一八六〇年代にはイギリスでおそらく初めての天気図を発表している。さらに十九世紀の終わりごろには指紋の渦巻き構造の数学的分析を試み、指紋分類学の先駆者となった。そしてイギリスにおける犯罪捜査の一手法に指紋鑑定を取り入れるよう主張した先見の明の持ち主でもあった。」、『優生学の名のもとに—「人類改良」の悪夢の百年—』、ダニエル・J・ケブルズ、西俣総平訳、朝日新聞社、一九九三年、一六頁〕

(43) J.P.Thomas, *Les fondements de l'eugénisme.* p.33.〔『優生学の基盤』〕参照。

(44) K.E.Dühring, Die Judenfrage als Frage des Rassencharakters und seiner Shädlichkeiten fur Existenz

und Kultur der Völker.1881.

（45）カール・ビンディング（Karl Binding）、アルフレート・ホッヘ（Alfred Hoche）、*Die Freigabe der Vernichtung lebensunwerten Lebens : Ihr Mass und Ihre Form.* 1920.〔『生きるに値しない生命抹殺の解禁。その規準と形式』〕〔※訳注　ヴァイマール期初期の一九二〇年に、ビンディングはライプツィヒ大学の法学教授、ホッヘはフライブルク大学の精神医学教授。ビンディングは上記の論文の印刷中に死去していて、この著作は遺稿の性格が強い。ビンディングは第一節と全体の三分の二に当たるかなりの部分を「慎重な法的考慮に基づき」厳密に法的に論じた。『第三帝国と安楽死〔生きるに値しない生命の抹殺〕』、エルンスト・クレー、松下正明訳、批評社、一九九九年参照。〕

（46）ベンノ・ミュラー＝ヒル（Benno Müler-Hill）、Science nazie science de mort, *L'extermination des Juifs, des Tziganes et des malades mentaux de 1933 à 1945.* Trad. franç. p.41.〔『ホロコーストの科学』、南光進一郎訳、岩波書店、一九九三年、三九頁〕

（47）Y.Stein, The Sense of the Banality of Evil. in J.J.Rozenberg, Sense and Nonsense, *Philosophical, Clinical and Ethical Perspectives.* pp.239-247.参照。

（48）R.Proctor, Racial Hygiene, *Medecine under the nazis.* p.193.

（49）F.Venner, "Hitler a tué seulement six millions de Juifs". Sur le discours des adversaires de l'avortement. in *Mots.* 44,1995,pp.57-71.参照。

（50）世界医師会が採択した医の倫理についての指針。『生命倫理の成立』、香川知晶、「I　人体実験をめぐる問題」を参照。

（51）インフォームド・コンセントが確立されてから、その詳細な指針をヘルシンキ宣言に盛り込んだ「ヘルシンキ宣言一九七五年東京修正」のこと。

（52）A.Fagot-Largeault, L'homme bio-éthique. *Pour une déontologie de la recherche sur le vivant.* pp.153-159.参照。

（53）N.Lenoir et B.Mathieu, *Les normes internationales de la bioéthique.* p.12.

（54）クレール・アンブロセリ（Claire Ambroselli）、*L'Ethique médicale.* p.115.〔『医の倫理』、中川米造訳、白水社、一九九三年、一二一～一二四頁〕参照。

（55）N.Lenoir et B.Mathieu, *Le droit international de la bioéthique*(Textes).pp.9-14.参照。

（56）L.Dianoux, Bioéthique : les tables de la loi, in *Pratiques. Les cahiers de la médecine utopique.* 1.1998. pp.22-23.

（57）エマニュエル・レヴィナス（Emmanuel Lévinas）、*Totalité et Infini. Essai sur l'extériorité.* p.41.〔『全体性と無限—外部性についての試論—』、合田正人訳、国文社、一九八九年、九七～九八頁〕

（58）マイケル・ロックウッド（Michael Lockwood）、Tissue donors and research subjects to order : some Kantian concerns. in *Revue Internationale de Philosophie.*3.1995.p.277.〔※訳注『現代医療の道徳的ディレンマ』、マイケル・ロックウッド、加茂直樹監訳、晃洋書房、一九九〇年、一五～六四頁、「生命はいつ始まるか」参照。〕安楽死に関する最近の議論については、*La fin de la vie, qui en décide ?* Forum Diderot.1996.を参照のこと。

（59）※訳注「ニュージャージー州に住む二一歳のカレン・クインランは一九七五年四月、パーティーのさいに酒と薬物をともに飲んだためか昏睡状態に陥り、やがて植物状態になった。両親は娘の回復が望めないため、人工呼吸器をはずして安らかに死なせてあげたいと思った。医師側はこれに同意しなかったため裁判に持ち込まれ、ニュージャージー州最高裁判所は人工呼吸器の取りはずしを認めた（一九七六年）。しかし、意外なことにカレンは自力呼吸をあるていど回復し、その後九年ほど生きつづけた。」『生命倫理学入門』、今井道夫、産業図書、一九九九年、九三頁。

（60）I・リーボビッツ（Ishayahou Leibovitz）、*Emouna, Historia veArah'im.* p.247. また、ハンス・ヨナス、*Le droit de mourir.* Trad.franç. pp.78-79.〔『死ぬ権利』（仏訳）〕参照。

（61）D.Folscheid, La vie finissante, in *Philosophie, éthique et droit de la médecine.* Sous la direction de D. Folscheid, B.Feuillet-Le Mintier, J-F.Mattei. pp.238-239.

（62）*ibid.* p.249.〔同掲書〕

（63）R.Andorno, *La bioéthique et la dignité humaine.* p.114.〔『生命倫理と人の尊厳』〕

（64）J.D.Bleich, Karen Ann Quinlan：A Torah Perspective. in *Contemporary Jewish Ethics.* Edited by M. M.Kelner. p.305.

（65）J.Kleinig, *Valuing Life.* p.XIV.〔『生命を価値づける』〕参照。

（66）P.Amselek, Philosophie du droit et théorie des actes de langage. in *Théorie des actes de langage, éthique et droit,* Sous la direction de P.Amselek. pp.120-121.

（67）メルロ - ポンティ、*La structure du comportement,* p.175.〔『行動と構造』、二四一頁〕

（68）R.I.Shilet, Shih'poul aguénéti léohr hahalah'a. in *Tkhoumin.* 18.1998.pp.147-149.参照。

(69) D.Folscheid, La vie finissante, in *Philosophie, éthique et droit de la médecine.* Sous la direction de D. Folscheid, B.Feuillet-Le Mintier, J-F.Mattei. p.240.

(70) マテイ、SIDA. in *Philosophie, éthique et droit de la médecine.* Sous la direction de D.Folscheid, B. Feuillet-Le Mintier, J-F.Mattei. p.512.

結び

ここまで、《精神構造》についての語用論と、《生命》についての語用論を同時に定義しようと試みてきた。この二つの語用論は両者とも精神から身体へ、またはその逆に身体から精神へと連続して行われる諸行為に関連しており、これらを連関させることによってある生物 - 心理学的哲学の基礎を築くことができる。この哲学は生命と精神現象および両者の機能不全についての現代的考察を統合して、それらの倫理的結果を厳密に定義しうる。このような視点は、生命と精神が交わる場所で働く研究者たちにとって大きな現代的意義をもっている。語用論の手法を用いれば、精神的な病理学的事実だけではなく有機的な病理学的事実をも差別化させるやり方で理解できる。病理学は媒介する役割を果たし、一方ではM・メルロ - ポンティが強調するように、生物学的なものと精神的なものの統合が不十分であること、すなわち構造化を促進する弁証法の途絶を示している。しかし、他方で病理学がこれら二つの領域の統一性をすでに表してもいる。実際、いわゆる心身医学、さらに最近では精神 - 神経 - 免疫学と呼びうる医学は《魂》と《肉体》の二元論の終焉を公然と主張している。これらの専門分野によって、心的葛藤の記述はたんにヒステリーにおけるような《精神化された》身体だけに関係するのではなく、ストレスについての実験研究であきらかにされているようにとりわけ《有機的な》身体にもかかわっていることがあきらかになった。心身医学の復活は、免疫系と神経系が共通な一つの発生学的起源をもつという事実から出発している。発生学、アルツハイマー病、エイズなどのさまざまな例について本書であきらかにしようと試みてきたように、生物学的個体性と精神的個体性との間には一つの行動の共同体が存在するのである。

しかしながら、神経系と免疫系の相互作用によって身体と精神の存在論的統一性を弁護しようとする場合、過度の単純化志向の罠にはまらぬようにすべきである。つまり、生体はそれ自身がもつ諸機能の全体と混同されはしないのと同様に、精神もまたそれを表す脳の諸メカニズムのみに還元されはしないのである。たしかに科学的活動によるさまざまな成果は過度に単純化しがちな態度のもとで遂行されてきた。しかし、哲学者には身体的－精神的メカニズムから発する創発の意味深い形態を突き止めることにより、生体外の生命－精神現象と生体内の生命－精神現象を隔てる距離を推し量り、コントロールする義務があある。

個体性についての哲学的問題に端を発して提示したここでの視点により、一方では哲学的な基礎部分に対するこの問題の重要性を評価することができた。この哲学的な基盤、特にヘーゲル的な哲学的基盤は、生物学の発展と《通常》・《病理》心理学の発展を同時に導いた。またこの視点により、生物学と心理学の歴史に基づいて倫理的個体性それ自体の存在条件の抽出を試みた。

M・メルロ - ポンティが記したように、《精神に作用する唯一の仕方は精神に意味を提供》することであるならば、《生命 - 精神 - 倫理》的連続体という概念によって、実際に現実化する領域――この領域のおかげで生命は自らの概念に追い付きうるだろう――を見出せるし、したがって身体を精神と同等なものにすることができるだろう。倫理学は肉体と精神という二つの秩序の間を媒介する役割を担っているようである。したがって倫理学は、生命についての倫理学と精神の倫理学として同時に規定される。《分子》レベルを対象とするようになった生物学は遺伝メカニズムそれ自体を統御できるようになったが、まさにそのとき倫理学についての考え方の刷新要望が強くなったのである。その言葉どおり生命倫理学は、生物学がもつプロメテウス的力が周りに漂わせている危険性に対する反動なのである。生命倫理学が直面しているパラドックスとは、生物学の発展が生体内の生体に対して計り知れないほどの影響をもたらしているのに反し、生物学が生体外の生体しか制御していないという事実の中にある。生体はその特性によって生物学者が及ぼす力の対象でありながらも生物学的理解を超えている。生命倫理学は生体外の生物学的認識根拠(la ratio cognoscendi）と生体内における生命の存在根拠（la ratio essendi）の境界面に位置している。生命倫理学の使命はまさに認識根拠が存在根拠に働きかける力の正当性だけではなく、その限界をも決定することにある。

クローン羊ドリーの誕生後フランスの農業大臣フィリップ・ヴァスールは、新しいバイオテクノロジーが予想させる危機に直面している人類に自由に使えるものとして残っているのは《倫理学の障壁》だけであると述べた。一方、アンリ・ポワンカレは《そうであることから、そうあらねばはならないことを引き出すことは帰納によっても演繹によっても不可能である》と指摘している。科学共同体はこの言葉の正しさにようやく気づいた。生体外の生命と生体内の生命のギャップは科学と倫理学との間にもあきらかなギャップのあることを示している。このようなずれに気づいた今、倫理空間を構築することが哲学者の義務であり、生命‐精神‐倫理的連続体という考え方が倫理空間概念を豊かに発展させるものと考える。

文献表

Adoutte A., L'organisation de la cellule, in *Pour la Science*, avril (1998)

Alexander P., Cause and Cure in Psychotherapy, in *Proceedings of the Aristotelian Society*. Supplementary Volume XXIX. (1955).

Ambroselli C., *L'Ethique médicale*. Paris, Presses Universitaires de France. $2^{\text{ème}}$ ed. 1994.〔『医の倫理』、クレール・アンブロセリ、中川米造訳、白水社、1993〕

Ameissen J.C., The Origin of Programmed Cell Death, in *Science*. 272 (1996).

Amselek P., Philosophie du droit et théorie des actes de langage, in *Théorie des actes de langage, éthique et droit*. Sous la direction de P.Amselek. Paris. Presses Universitaires de France. 1986

Andorno R., *La bioéthique et la dignité humaine*. Paris. Presses Universitaires de France. 1997.

Aristote, *Organon*. Trad. franç. J.Tricot. Paris. Vrin 1950-1966.

—, *Ethique à Nicomaque*. Trad. franç. J.Tricot. Paris. Vrin 1959.〔『ニコマコス倫理学』〕

—, *De l'âme*. Trad. franç. J.Tricot. Paris. Vrin 1965.〔『霊魂論』、アリストテレス全集6、山本光雄訳、岩波書店、1968〕

Atlan H., *L'organisation biologique et la théorie de l'information*. Paris. Hermann. 1972

—, ADN : programme ou données? in *Transversale Science Culture*. 33 (1995)

—, Génétique et Théorie de l'information (avec J.Tonnelat), in *Transversale Science Culture.* 41 (1996)

—, Les niveaux de l'éthique. in *Une même éthique pour tous ?* Sous la direction de J.P.Changeux. Paris. Odile Jacob.1997.

—, Transfert de noyau et clonage : aspects biologiques et éthiques. in *L'aventure Humaine.* 8 (1997).

Audi R., Psychoanalytic explanation and the concept of rational action. in *The Monist.* 56. (1972).

Austin J.L., *How to do things with words.* Oxford. Oxford University Press. 1962〔『言語と行為』、J・L・オースティン、坂本百大訳、大修館書店、1978〕

Bacque M.F., Le corps comme surmoi. in *Psychologie, cancer et société.* Sous la direction de Y.Pélicier. Le Bouscat. L'Esprit du Temps. 1995.

Baer K.E. von, *De ovi mammalium et hominis genesi.* Leipzig. 1827.

Baertschi B., Les rapports de l'âme et du corps. *Descartes, Diderot et Maine de Biran.* Paris. Vrin. 1972.

Bar-Hillel Y., Indexical Expressions. in *Mind.* LXIII (1954).

Bahro M., Silber E. and Sunderland T., How Do Patients with Alzheimer's Disease Cope with Their Illness? A Clinical Experience Report. in *American Geriatric Psychiatry. JAGS.* 43 (1995) 41-46.

Bates E., *Language and Contexte. The Acquisition of Pragmatics.* New York, Academic Press. 1976.

Bellemin-Noël J., Psychanalyse et Pragmatique, in *Critique.* 420 (1982).

Bergeret J., La personnalité normale et pathologique. *Les structures mentales, le caractère, les symptômes.* Paris. Dunod 1974.

Bergson H., *Matière et mémoire. Essai sur la relation du corps à l'esprit.* Paris. P.U.F. Quadrige. 5ème ed. 1997. 〔『物質と記憶』、アンリ・ベルクソン、田島節夫訳、ベルグソン全集、第二巻、白水社、1965〕

Bernard C., *Mémoire sur le pancréas et le rôle du suc pancréatique dans les phénomènes digestifs.* Paris. 1856.

Bernier R., Potentialités morphogénétiques et auto-organisation. in *Archives de Philosophie.* 47 (1984).

—, Self-organizing Potential and Morphogenetic Potential. (comparing current embryological and Atlan's views). in *Acta Biotheoretica.* 35 (1986).

Berquez G., Conceptualisation psychanalytique du Self. in *L'inconscient et la Science.* Ouvrage collectif. Paris. Dunot. 1991.

Berrendonner A., *Eléments de pragmatique linguistique.* Paris. Minuit. 1981.

Biard J. *et al., Introduction à la lecture de la Science de la Logique de Hegel.* Paris. Aubier. 1987.

Binding K. und Hoche E., Die Freigabe der Vernichtung Lebensunwerten Lebens. *Ihr Mass und Ihre Form,* Leipzig 1920.

Biologie et Société. Le matin des biologistes. n° spécial de la revue *Raison Présente.* 57 (1980).

Bleich J.D., Karen Ann Quinlan : A Torah Perspective. in *Contemporary Jewish Ethics.* Edited by M.M. Kelner. New York. Sanhedrin Press. 1978.

Bohr N., *La théorie atomique et la description des phénomènes.* Trad. Franç. Paris, Gauthier Villars. 1932.〔『原子理論と自然記述』、ニールス・ボーア、井上健訳、みすず書房、1990〕

Bounoure L., *Reproduction sexuelle et histoire naturelle du sexe.* Flammarion. Paris. 1947.

Bres Y., Psychologism. in *Sense and Nonsense. Philosophical, Clinical and Ethical perspectives.* Edited by J.J. Rozenberg. Jerusalem, Magnes. 1996.

Breuer J., Freud. S., Studien uber Hysterie. (1895) in *Sigmund Freud Gesammelte Werke.* London. Imago Publishing 1940-1952. I.

Brown N.O., Life against Death. *The Psychoanalytical Meaning of History.* Middletown, Connect. Wesleyan University Press. 1970.

Canguilhem G., *Etudes d'histoire et de philosophie des sciences.* Paris. Vrin 1968.〔『科学史・科学哲学研究』、ジョルジュ・カンギレム、金森修監訳、法政大学出版局、1991〕

—, *et al.,* Du développement à l'évolution au XIXème siècle. in *Thalès.* XI. rééd. Paris. P.U.F. 1985.

Capra F., *The Web of Life.* New York, London. Doubleday. Anchor Books. 1996.

Carnap R., Foundations of Logics and Mathematics. in *International Encyclopedia of Unified Sciences.* I.&II.3. (1939).

—, *Les fondements philosophiques de la physique.* Trad. franç. Paris. A.Colin. 1973.〔『物理学の哲学的基礎—科学の哲学への序説—』、ルドルフ・カルナップ、沢田允茂、中山浩二郎、持丸悦朗訳、岩波書店、1968〕

Caspar P., Penser l'embryon. *D'hippocrate à nos jours.* Paris. Editions Universitaires. 1991.

Chandebois R., *Le gène et la forme ou la démythification de l'ADN.* Montpellier. Espaces 34. 1989.

Changeux.J.-P., *L'homme neuronal.* Rééd. Hachette-Pluriel. Paris 1984.〔『ニューロン人間』、ジャン＝ピ

エール・シャンジュー、新谷昌宏訳、みすず書房、1989〕

—, Penser la bioéthique : un débat philosophique. in *Mots / Les langages du politique.* 44 (1995).

Changeux J.P. et Danchin A., Apprendre par stabilisation sélective des synapses en cours de développement. in *L'unite de l'homme.* Rééd. Paris, Le Seuil, 1978. II.〔「発達途次におけるシナプスの選択的安定化による学習」（滝沢三千代訳）、『基礎人間学（上）』、荒川幾男他訳、平凡社、1979〕

Changeux J.-P., Ricoeur P, Ce qui nous fait penser. *La nature et la règle.* Paris. O. Jacob. 1997.

Chapouthier G., Information, structure et dialectique des êtres vivants. in *La Pensée.* 200 (1978).

Chessick R.D., Phenomenology of the Emerging Sense of Self. in *Psychoanalysis and Contemporary Thought.* 15.1 (1992).

Child C.M., Axial gradients in the early development of the starfish. in *American Journal of Physiology.* 37 (1915).

Chomsky N., *La linguistique cartésienne.* Trad. franç. Paris. Seuil. 1969.〔『デカルト派言語学』、ノーアム・チョムスキー、川本茂雄訳、みすず書房、1976〕

Churchland P.S., Neurophilosophy : *Toward a Unified Science of the Mind-Brain.* Cambridge Mass./London, Bradford Books, MIT Press. 1986.

Clercq de E., La chimiothéraphie du sida. in *La Recherche.* 241 (1992).

Coghill G.E., *Anatomy and the Problem of Behavior.* London and New York. Cambridge University Press. 1929.

Cohen J., How Can Viral Variation Be Overcome? in Science. 260 (1993).

Cohen R.S. and Wartofsky M.W., Hegel and the Sciences. in *Boston Studies in the Philosophy of Sciences.* 64 (1984).

Commoner B., Desoxyribonucleic acid and the molecular basis of self duplication. in *Nature* 203 (1964).

Couchie D., Mavilia. C., Georgieff I.S., Liem R.K.H, Shelanski M.L., and Nunez J. in *Proc. Natl. Acad. Sci. USA.* 89. (1992) 4378-4381.

Dagognet F., *Méthodes et doctrine dans l'œuvre de Pasteur.* Paris. P.U.F. 1967.

—, *Philosophie de l'image.* Paris. Vrin, 1984. 〔『イメージの哲学』、フランソワ・ダゴニェ、水野浩二訳、法政大学出版局、1996〕

Dalcq A., *L'œuf et son dynamisme organisateur.* Paris. A.Michel. 1941.

Dalgleish A.G. *et al,* The CD 4 (T 4) antigen is an essential component of the receptor for the AIDS retrovirus. in *Nature.* 312 (1984).

Danchin A., *L'œuf et la poule. Histoire des codes génétiques.* Paris. Fayard 1983. 〔『ニワトリとタマゴ—遺伝暗号の話—』、アントワーヌ・ダンシャン、菊池韶彦、笠井献一訳、蒼樹書房、1985〕

Dantzer *R., L'illusion psychosomatique.* Paris. O.Jacob. 1989.

Darwin C., *L'évolution des espèces.* Trad. franç. Paris. A.Coste 1951. 〔『種の起源』、チャールズ・ダーウィン、八杉竜一訳、岩波書店、1963〕

Dascal M., Language and reasoning : sorting out sociopragmatic and psychopragmatic factors. in *The role of*

Language in Problem Solving 2. Edited by J.C.Boudreaux, B.W.Hamill, and R. Jernigan. Elsevier Science Publishers. B.V.(North Holland) 1987.

Davidson D., *Essays on Actions and Events.* Oxford. Clarendon Press. 1980.〔『行為と出来事』、ドナルド・デイヴィドソン、服部裕幸、柴田正良訳、勁草書房、1990〕

—, Paradox of irrationality. in *Philosophical essays on Freud.* Edited by R.Wollheim&J. Hopkins. Cambridge. Cambridge University Press. 1982.

Dawkins R., *Le gène égoïste.* Trad. Franç. Paris, O. Jacob. 1996.〔『利己的な遺伝子』、リチャード・ドーキンス、日高敏隆他訳、紀伊国屋書店（科学選書9）、1991〕

Dejours C., La corporéité entre psychosomatique et sciences du vivant. in *Somatisation, psychanalyse et sciences du vivant.* Paris. Eshel. 1994.

Denett D.C., Darwin's Dangerous Idea. *Evolution and the Meaning of Life.* New York, Touchstone. 1996.

Descartes, *œuvres Philosophiques.* Ed. F. Alquié. Paris, Garnier 1967. T.II.

Destouches Fevrier P., Considérations théoriques en biologie. in *Comptes-rendus hebdomadaires des séances de l'Académie des Sciences.* T.225. Séance du 1er sept. 1947.

Dhavernas-Levy M.J., Prométhée stigmatisé. L'humain ennemi de l'humanité? in *Mots / Les langages du politique.* 44 (1995).

Dianoux L., Bioéthique : les tables de la loi. in *Pratiques. Les cahiers de la médecine utopique.* 1 (1998).

Dollander A. et Fenard R., *Embryologie générale.* Paris. Flammarion. 1975.

Douarin N. Le, Neural crest differenciation. in *Current Topics in Developmental Biology.* 16 (1980).

Douzou P., Pour un développement concerté des Sciences de la Vie, in *La Vie des Sciences.* Comptes-rendus de l'Académie des Sciences. Série générale, tome 9.1 (1992).

Driesch H., Entwicklungsmechanische Studien. I. Der Werth der beiden ersten Furchungszellen in der Echinodermentwicklung. Experimentelle Erzeugung von Theil und Doppelbildungen. II. Ueber die Beziehungen des Lichtes zur ersten Etappe der thierischen Formbildung. in Zeitschr. *für wiss. Zoologie.* 53 (1891).

Ducrot O., *Le dire et le dit.* Paris Minuit. 1984.

Duhring K.E., *Die Judenfrage als Frage des Rassencharakters und seiner Shädlichkeiten für Existenz und Kultur der Völker.* Leipzig. 1881.

Dupond J.L., A la question. in *Le Journal International de Médecine.* Supplément au n° 271(1993).

Eagle M., *Recent developments in Psychoanalysis.* New York, McGraw-Hill. 1984.

Ebersole F.B., The definition of "Pragmatic paradox". in *Mind* 62 (1953).

Elsasser W.M., A Form of Logic Suited for Biology. in *Progress in Theoretical Biology.* 6 (1981).

Engelhardt D. von, Hegel's philosophical understanding of illness. in *Hegel and the Sciences.* Edited by R.S. Cohen and M.W.Wartofsky. *Boston Studies in the Philosophy of Sciences.* 64 (1984).

Ehrlich P., Die Schuztoffe. in *The collected papers of P.Herlich.* vol. II. London, New York, Pergamon Press 1956-1959.

Engel P., Etats d'esprit. *Questions de Philosophie de l'Esprit.* Aix-en-Provence, Alinéa 1992.

Ey H., Bernard P., Brisset Ch., *Manuel de psychiatrie.* Paris. Masson. 5ème éd. 1978.〔『精神医学マニュエル』、アンリ・エー、シャルル・ブリセ、小池淳訳、牧野出版、1981〕

Fagot-Largeault A., L'homme bio-éthique. *Pour une déontologie de la recherche sur le vivant.* Paris. Maloine. 1985.

Fasquelle R. *et al., Eléments d'immunologie générale.* Paris. Masson, 2eme ed. 1965.

Fauconnier G., *Espaces mentaux. Aspects de la construction du sens dans les langues naturelles.* Paris. Les Ed. de Minuit. 1984.〔『メンタル・スペース—自然言語理解の認知インターフェイス—』、ジル・フォコニエ、坂原茂、水光雅則、田窪行則、三藤博訳、白水社、1987〕

Fedida P., Théorie des lieux. (2e partie). in *Psychanalyse à l'Université.* 14.56. (1989).

—, A propos de l'article de D.Widlöcher : *Neurobiologie et psychanalyse. Les operateurs de commutation.* in *Revue Internationale de Psychopatohlogie.* 2 (1990)

—, Pour une métapsychologie analogique : fécondité de l'hétérogénéité. In *Somatisation, psychanalyse et sciences du vivant.* Paris. Eshel. 1994.

Feyerabend P., *Contre la méthode. Esquisse d'une théorie anarchiste de la connaissance.* Trad.franç. Seuil Points. 1988.〔『方法への挑戦—科学的創造と知のアナーキズム—』、P・K・ファイヤアーベント、村上陽一郎、渡辺博訳、新曜社、1981〕

J.Flanagan O.J., Is Morality Epiphenomenal? The Failure of the Sociobiological Reduction of Ethics. in

Philosophical Forum, 13 (1981-1982).

Follesdal D., Husserl's Theory of Perception. in *Husserl, Intentionality and Cognitive Science.* H.L.Dreyfus (ed). Cambridge Mass. MIT Press. 1982.

Folscheid D., La vie finissante. In *Philosophie, éthique et droit de la médecine.* Sous la direction de D. Folscheid, B. Feuillet-Le Mintier, J-F. Mattei. Paris. Presses Universitaires de Françe. 1997.

Forum Diderot. *La fin de la vie, qui en décide ?* Paris. Presses Universitaires de Françe. 1996.

Forrester J., *Le langage aux origines de la psychanalyse.* Trad. franç. Paris Gallimard. 1984.

—, Austin, Lacan et les actes de paroles en psychanalyse. in *Psychanalyse à l'Université*. 10.39, (1985).

Foucault M., *Histoire de la sexualité. 1. La volonté de savoir.* Paris. Gallimard. 1976.〔『性の歴史 1』、ミシェル・フーコー、渡辺守章訳、新潮社、1986〕

Françk E., Das Leben bei Hegel und Aristoteles. in *Wissen, Wollen, Glauben,* Zürich 1955.

Freud S., Entwurft einer Psychologie, in *Aus den Anfängen der Psychoanalyse.* 1887-1902. Frankfurt am Main. S. Fischer Verlag 1962.

—, Die Traumdeutung. in *Sigmund Freud Gesammelte Werke.* London. Imago Publishing 1940-1952 (G.W.) G.W. II/III.〔「夢判断」（高橋義孝訳）、フロイト著作集2、人文書院、1968〕

—, Zur Psychopathologie des Alltagslebens. G.W.IV.〔「日常生活の精神病理学」、フロイト著作集4、懸田克躬他訳、1970〕

—, Drei Abhandlungen zur Sexualtheorie. G.W.V.〔「性欲論三篇」（懸田克躬、吉村博次訳）、フロ

イト著作集5〕
—, Meine Ansichen über die Rolle des Sexualität in der Ätiologie der Neurosen. G.W.V. 〔「神経症の病因における性」、フロイト著作集10、高橋義孝他訳、1983〕
—, Der Witz und seine Beziehung zum Unbewussten. G.W.VI. 〔「機知—その無意識との関係—」、著作集4〕
—, Formulierungen über die zwei Prinzipien des psychischen Geschehens. G.W.VIII. 〔「精神現象の二原則に関する定式」、フロイト著作集6、井村恒郎、小此木啓吾訳、1970〕
—, Psychoanalytische Bemerkungen über einen autobiograph beschriebenen Fall von Paranoia (Dementia paranoides). G.W.VIII. 〔「自伝的に記述されたパラノイア（妄想性痴呆）の一症例に関する精神分析的考察」、フロイト著作集9、小此木啓吾訳、1983〕
—, Bemerkungen uber einen Fall von Zwangsneurose. G.W.X. 〔「強迫神経症の一例に関する考察」、フロイト撰集16〕
—, Das Unbewusste. G.W.X. 〔「無意識について」、著作集6〕
—, Triebe und Triebschicksale. G.W.X. 〔「本能とその運命」、著作集6〕
—, Erinnern, Wiederholen und Durcharbeiten. G.W.X.
—, Ein Kind wird geschlagen. G.W.X.
—, Das Ich und das Es. G.W.XIII. 〔「自我とエス」、著作集6〕
—, Der Untergang des Ödipuskomplexus. G.W. XIII. 〔「エディプスコンプレックスの消滅」、著作

集6〕

—, Jenseits des Lustprinzips. G.W. XIII. 〔「快感原則の彼岸」、著作集6〕

—, Neurose und Psychose. G.W. XIII. 〔「神経症と精神病」〕

—, Über einige neurotische Mechanismen bei Eifersucht, Paranoia und Homosexualität. G.W. XIII. 〔「嫉妬、パラノイア、同性愛に関する二、三の神経症的機制について」、著作集6〕

—, Hemmung, Symptom und Angst. G.W.XIV. 〔「制止、症状、不安」〕

—, Einige psychische Folgen des anatomischen Geschlechtsunterschieds. G.W. XIV. 〔「解剖学的な性の差別の心的帰結の二、三について」、著作集5〕

—, Abriss der Psychoanalyse. XVI. 〔「精神分析学概説」、著作集9〕

—, Konstruktionen in der Analyse. G.W. XVI. 〔「分析技法における構成の仕事」（懸田克躬、吉村博次訳）、著作集9〕

Gache Y., Ricolfi F., Guilleminot J., and Nunez J., Protein tau variants in paired helical filaments (PHFs) of Alzheimer brains. in *Federation of European Biochemical Societies.* Lettres 272. (1990).

Gallien L., *Problèmes et concepts de l'embryologie expérimentale.* Paris. Gallimard. 1958.

Galton F., *Natural inheritance.* London. MacMillan. 1889.

Gell-Mann M, *The Quark and the Jaguar. Adventures in the simple and the complex.* New York. W.H. Freeman and Company. 1994. 〔『クォークとジャガー――たゆみなく進化する複雑系――』、マレイ・ゲルマン、野本陽代訳、草思社、1997〕

Gilbert W., Why Genes in Pieces. in *Nature.* 271 (1978).

Gillett G.R., Neuropsychology and Meaning in Psychiatry. in *The Journal of Medecine and Philosophy.* 15 (1990).

Goodwin B., Embryogensis and Cognition. in *Kybernetik und Bionik.* Edited by W.D.Keidel *et al.* München Wien, Oldenbourg. 1974.

Goodwin B.C. and Cohen M.H., A Phase-shift Model for the Spatial and Temporal Organization of Developing Systems. in *Journal of Theoretical Biology.* 25 (1969).

Gottfries J., Blennow K., Wallin A., and Gottfries C.G., Diagnosis of Dementias Using Partial Least Squares Discrimant Analysis. in *Dementia* 6 (1995).

Gougeon M.L. and Montagnier L., Apoptosis in AIDS. in *Science.* 260 (1993).

Green A., Psychique, somatique, psychosomatique. in *Somatisation, psychanalyse et sciences du vivant.* Paris, Eshel. 1994.

Greifenhagen A., Kurz A., Wiseman M., Haupt M., and Zimmer R., Cognitive assessment in Alzheimer's disease : What does the CAMCOG assess? in *International Journal of Geriatric Psychiatry.* 9 (1994) 743-750.

Grice G.R., Are there reasons for acting ? in *Midwest Studies in Philosophy.* III. (1978).

Grmek M.D., *Histoire du sida. Début et origine d'une pandémie actuelle.* Nouvelle édition. Paris. Payot. 1990. 〔『エイズの歴史』、ミルコ・D・グルメク、中島ひかる、中山健夫訳、藤原書店、1993〕

Gros F./Jacob F./Royer P., *Sciences de la vie et société. Rapport présenté à Mr le Président de la République.* Paris. Le Seuil. 1979.

Gros P.R., Foreword to : *Time, Space and Pattern in Embryonic Development.* Edited by W.R.Jeffrey&R.A. Raff. New York, Alan.R.Liss, Inc.1983.

Grunbaum A., *The Foundations of Psychoanalysis. A Philosophical Critique.* Berkeley, Los Angeles, London. University of California Press. 1984.

Gueroult M., *Descartes selon l'ordre des raisons.* T.II. L'âme et le corps. Paris. Aubier-Montaigne. 1968.

Haiman J., Iconic and Economic Motivation. in *Language.* 59 (1983) 781-819.

Hamelin O., *Le système d'Aristote.* 3ème éd. Paris. Vrin. 1976.

Hardy M.C., Un modele pragmatique de la communication. Pour une réflexion psychopathologique. in *Revue Internationale de Psychopathologie.* 2 (1990).

Haseline W.A. and Sodroski J.G., Cell membrane fusion mediated by the enveloppe glycoproteins as the primary effector of AIDS virus cytopathicity. in *Acquired Immunodeficiency Syndrome.* International Conference on AIDS. Edited by J.C.Gluckman and E.Vilner. Elvesier. Paris. 1987.

Hauerwas S., *Naming the Silences : God, Medecine, and the Problem of Suffering.* W.B.Eerdmans, Grand Rapids, 1990.

Hebb D.O., *The Organization of Behavior.* Wiley. New York. 1949.〔『行動の機構』、D・O・ヘッブ、白井常訳、岩波書店〕

Hegel, *Wissenschaft der Logik.* G. Lasson. Hamburg. Felix Meiner Verlag. 1969.〔『本質論』＝『大論理学』・中巻、武市健人訳、岩波書店、1960〕

—, *Die Vernunft in der Geschichte.* Herausgegeben von G. Lasson. Funfte Auflage. Hamburg. Felix Meiner Verlag. 1958.〔『歴史哲学』、上下巻、武市健人訳、岩波書店、1954〕

—, *Enzyklopädie der philosophischen Wissenschaften im Grundisse.* 1830. Edition E. Moldenhauer et K.M. Michel (1832-1845), reprise par Suhrkamp Verlag (Frankfut am Main. 1970).〔『精神哲学』、船山信一訳、上下巻、岩波書店、1965〕〔『自然哲学』、上下巻、加藤尚武訳、岩波書店、1998-99〕〔『小論理学』、上下巻、松本一人訳、岩波書店、1952〕

—, *Grundlienen der Philosophie des Rechts.* Herausgegeben von G. Lasson. Hamburg. Felix Meiner Verlag. 1962.〔『法哲学講義』、長谷川宏訳、作品社、2000〕

Heiddeger M., La question de la technique. in *Essais et conférences.* Trad.franç. Paris. Gallimard. 1958.

—, *Sein und Zeit.* 9 Aufl. Tubingen. Max Niemeyer. 1960.〔『存在と時間』、M・ハイデガー、松尾啓吉訳、勁草書房、1960〕

Herman G.T., Computing Ability of a Developmental Model for Filamentous Organisms. in *Journal of Theoretical Biology.* 25 (1969).

Hirsch E., Responsabilités humaines pour temps de SIDA. *Les enjeux éthiques.* Paris. Synthélabo. 1994.

Hirsch M., The disease pattern in psychiatric/psychoanalytical practice. in *AIDS PHOBIA. Disease Pattern and Possibilities of Treatment.* Edited by H.Jager. English trans. Ellis Horwood. Chichester. 1988.

Hitler, *Mein Kampf.* Trad.franç. Réédition. Paris. Les Editions Latines. 1979.〔『完訳わが闘争』、平野一郎、高柳茂共訳、黎明書房、1964-65〕

Hobson A., Psychoanalytic Dream Theory：A Critique Based upon Modern Neurophysiology. in *Mind, Psychoanalysis and Science.* Edited. by P.Clark and C.Wright. Oxford. Basil Blackwell. 1988.

Hofstadter D.R., *Gödel, Escher, Bach：An Eternal Golden Braid.* Harmonsworth. Penguin Books. 1981.〔『ゲーデル、エッシャー、バッハ―あるいは不思議の環―』、ダグラス・R・ホフスタッター、野崎昭弘、はやしはじめ、柳瀬尚紀訳、白揚社、1985〕

―, *Metamagical Thema. Questing for the essence of Mind and Pattern.* Harmondsworth. Vicking. 1985.〔『メタマジック・ゲーム―科学と芸術のジグソーパズル―』、竹内郁雄他訳、白揚社、1990〕

Hoppenheimer J.M., *Essays in the History of Embryology and Biology,* Cambridge Mass. London. MIT. Press. 1967.

Hörstadius S., The mechanics of sea urchin development studied by operative methods. in *Biological Review.* 14 (1939).

Houillon C., *Embryologie.* Paris. Hermann. 4ème ed. 1974.

Husserl E., *Logische Untersuchungen.* Zweiter Band. 2 Aufl. Halle. Niemeyer. 1913.〔『論理学研究1―4』、エドムント・フッサール、立松弘孝、松井良和、赤松宏訳、みすず書房、1968-1976〕

Imbert M., Neurosciences et sciences cognitives. in *Introduction aux sciences cognitives.* Sous la direction de D. Andler. Gallimard. Paris. 1992.

Ingvar D., L'ideógramme cérébral. in *Encéphale.* 3 (1977).

Jacob F., Le modèle linguistique en biologie. in *Critique* 322 (1974).

Jaspers K., *Allegemeine Psychopathologie.* Springer. 1973.〔『精神病理学総論　上中下』、K・ヤスパース、内村祐之他訳、岩波書店、1957：『精神病理学概論』、理想社、ヤスパース撰集〕

—, Causal and «meaningful» connexions between life, history and Psychosis. in *Themes and Variations in European Psychiatry.* Edited. Bristol. Wright and Sons. 1974.

Jonas H., *Le principe responsabilité. Une éthique pour la civilisation technologique.* Trad.franç. Paris. Le Cerf. 1990.〔『責任という原理—科学技術文明のための倫理学の試み—』、ハンス・ヨナス、加藤尚武監訳、東信堂、2000〕

—, *Le droit de mourir.* Trad.franç. Paris. Payot & Rivages. 1996.

Kaës R., Le sujet de l'héritage. in *Transmission de la vie psychique entre générations.* Ouvrage collectif. Paris. Dunod. 1993.

Kandel E.R., *Behavioral Biology of Aplysia.* San Françisco. W.H.Freeman. 1979.

—, Steps toward a Molecular Grammer for Learning : Explorations into the Nature of Memory. *Bicentennial Symposium of the Harvard Medical School.* October. 1982.

Kielmeyer, Über das Verhältniss der organischen Kräfte untereinander in der Reihe der Verschiedenen Organisationen, die Gesetze und Folgen dieser Verhältnisse. 1793.

Kion T.A. and Hoffmann G.W., Anti-HIV and anti-anti MHC antibodies in alloimune and autoimmune mice. in *Science* 253 (1991).

Kirsch M., Introduction à *Fondements naturels de l'éthique.* Sous la direction de J.P.Changeux. Paris. Ed. O. Jacob. 1993.〔『倫理は自然の中に根拠をもつか?』、J・P・シャンジュー監修、M・キルシュ編、松浦俊輔訳、産業図書、1995〕

Kitcher P., The Evolution of Human nature. in *Journal of Philosophy.* 90 (1993).

Kleinig J., *Valuing Life.* Princeton, New Jersey. Princeton University Press. 1991.

Klotzko A.J., A Report from America. *The Debate about Dolly.* in *Bioethics.* 11.5 (1997).

Kormann-Bortolotto M.H. *et al,* Alzheimer's Disease and Ageing : A Chromosomal Approach. in *Gerontology* 39, 1-6 (1993).

Lacan J., *Ecrits.* Paris. Le Seuil. 1966.〔『エクリ』、全3巻、ジャック・ラカン、宮本忠雄、佐々木孝次他訳、弘文堂、1972-84〕

—, *Les quatres concepts fondamentaux de la psychanalyse.* Paris. Le Seuil. 1973

—, Réponses à des étudiants en philosophie sur l'objet de la psychanalyse. in *Les cahiers pour l'analyse.* 3 (1966).

Ladriere J., Les limitations des formalismes. in *Logique et connaissance scientifique.* Paris. Gallimard 1967.

Laforgue R, *Psychopathologie de l'échec.* Paris. Payot. 1939.

Lajeunesse Y. et Sosoe LK., *Bioéhique et culture démocratique.* Montréal. Harmattan Inc. 1996.

Landau N.R., Warton M., Littman D.R., The enveloppe glycoprotein of the human immunodeficiency virus binds to the immunoglobulin-like domain of CD 4. in *Nature.* 334 (1988).

Langacker R.W., An Introduction to Cognitive Grammer. in *Cognitive Science.* 10 (1986).

Laplanche J. et Pontalis J.B., Fantasme originaire, fantasmes des origines, origine du fantasme. in *Les Temps Modernes.* 215 (1964).〔『幻想の起源』、ジャン・ラプランシュ、J・B・ポンタリス、福本修訳、法政大学出版局、1996〕

—, *Vocabulaire de la psychanalyse.* Paris. 2ème éd. Presses Universitaires de Françe. 1968.〔『精神分析用語辞典』、新井清他訳、村上仁監訳、みすず書房、1977〕

Lecourt D., *Prométhée, Faust, Frankenstein. Fondements imaginaires de l'éthique.* Paris. Synthélabo. 1996.

Lefevre C., *Sur l'évolution d'Aristote en psychologie.* Louvain 1972.

Leibniz, *Nouveaux essais sur l'entendement humain.* Ed. J. Brunschwig, Paris, Garnier-Flammarion. 1966.〔『人間知性新論』、ライプニッツ、米山優訳、みすず書房、1987〕

Leibovitz I., *Emouna, Historia veArah'im.* Jerusalem. Hebrew University. Akadmon 1982.

Lenoir N. et Mathieu B., *Les normes internationales de la bioéthique.* Paris. Presses Universitaires de Françe. 1998.

—, *Le droit international de la bioéthique* (Textes). Paris. Presses Universitaires de Françe. 1998.

Levi-Strauss C., Introduction à l'œuvre de Mauss : *Sociologie et anthropologie* Paris, Presses Universitaires de Françe. 1950.〔『社会学と人類学I』、マルセル・モース、有地亨、伊藤昌司、山口俊夫共訳、弘文堂、1973〕

Levinas E., *Totalité et Infini. Essai sur l'extériorité.* La Haye. Martinus Nijhoff. 4ème éd. 1971.〔『全体性と無限—外部性についての試論—』、エマニュエル・レヴィナス、合田正人訳、国文社、1989〕

Liddell H.G. and Scott R., *Greek-English Lexicon.* New Ed. Oxford. 1968.

Livet P., Les catégories de l'action collective. in *Les logiques de l'agir dans la modernité.* Publié sous la direction d'A. Tosel. Annales Littéraires de l'Université de Besançon 462 (1992).

Lockwood M., Tissue donors and research subjects to order : some Kantian concerns. In *Revue Internationale de Philosophie.* 3 (1995).

Łukasiewicz. J., *La syllogistique d'Aristote dans la perspective de la logique formelle.* Trad.franç. Paris. A. Collin. 1972.

Magnard P., Pour une éthique du vivant. in *Ethique. La vie en question.* 2 (1991).

Mattei J-F., Le clonage. in *Philosophie, éthique et droit de la medecine.* Sous la direction de Folscheid D., Feuillet-Le Mintier B., Mattei J-F. Paris. Presses Universitaires de Françe. 1997.

—, SIDA. In *Philosophie, éthique et droit de la médecine.* Sous la direction de D. Folscheid, B. Feuillet-Le Mintier, J-F. Mattei. Paris. Presses Universitaires de Françe. 1997.

Matten M, Levy E., Teleology, Error and the Human Immune System. in *The Journal of Philosophy.* LXXX,7 (1984).

Maturana H.R., *Biology and Cognition. The biological Computer Laboratory.* University of Illinois. Urbana 1970.

—, Cognitive function in general. in *Autopoiesis and Cognition. The Realization of the Living.* Ed. by H. R.Maturana and F.J. Varela. in Boston Studies in the Philosophy of Sciences. 42 (1980). 〔『オートポイエーシス—生命システムとはなにか—』、H.R.マトゥラーナ、F.J.ヴァレラ、河本英夫訳、国文社、1991〕

Maudsley H., *The physiology and pathology of the mind.* London, University Press. 1867.

Maurer K., Volk S., Gerbaldo H., Auguste D. : Première patiente du Docteur Alzheimer. in *La Recherche.* 303 (1997).

Mc Guffin P., Shanks M.F., Hodgson R.J., *The Scientific Principles of Psychopathology.* Grune&Statton. London. 1984.

Mc Khann G., Drachman D., Folstein M., Price D., and Stadlan E.M, Clinical diagnosis of Alzheimer's disease. Report of the NINCDS-ADRDA Work Group. in *Neurology,* 34 (1984), 939-944.

Mehler J., Connaître par désapprentissage. in *L'unité de l'homme.* II. Rééd. Paris, Le Seuil. 1978. II. 〔「忘れることによって知ること」（滝沢三千代訳）、『基礎人間学（上）』、荒川幾男他訳、平凡社、1979〕

Meir E., Philosophical Reflections on Moral Sense Perversity as a Denial of the Reality Principle. in *Sense and Nonsense.* Edited by J.J. Rozenberg. Jerusalem. Magnes. 1996.

Melon J., Lekenche P., Dialectique des pulsions. in *Les Cahiers des Archives Szondi.* 2. Centre de Psychologie Clinique. U.C.L. Louvain. 1982.

Merleau-Ponty M., *La structure du comportement.* Presses Universitaires de Françe. Paris. 7ème édition 1972.

〔『行動の構造』、滝浦静雄、木田元訳、みすず書房、1973〕

—, *Sens et non-sens.* Paris. Nagel. 1950.〔『意味と無意味』、永戸多喜雄訳、国文社、1970〕

Metchnikoff E., *L'immunité dans les maladies infectueuses.* Paris 1901.

Michel G.F. and Moore C.L., Developmental Psychobiology. *An Interdisciplinary Science.* Cambridge Mass. London. The MIT Press. 1995.

Millon Th., Theories of Psychopathology and Personality. *Essays and Critiques.* Second Edition. Philadelphia. London. Toronto. W.B.Saunders Company. 1973.

Misrahi R., La signification de l'éthique. *Pour l'application de l'éthique aux problèmes de la vie et de la santé.* Paris. Synthelabo. 1995.

Missa J.N., Les interprétations philosophiques des recherches sur les êtrés au cerveau divise. in *Philosophie de l'esprit et sciences du cerveau.* Coordination scientifique J.N. Missa. Paris. Vrin. 1991.

Monod. J., *Le hasard et la nécessité.* Paris. Le Seuil. 1970.〔『偶然と必然—現代生物学の思想的な問いかけ—』、ジャック・モノー、渡辺格、村上光彦訳、みすず書房、1972〕

—, Connaissance et valeur. in *Responsabilité biologique.* Trad.franç. Paris. Hermann. 1974.

Montani C., *La Maladie d'Alzheimer : "Quand le psyché s'égare"*. Paris. L'Harmattan. 1994.

Moore M., Mind, Brain and Unconscious. in *Mind, Psychoanalysis, and Science.* Edited by P.Clark and C. Wright. Oxford/New York. Basic Blackwell. 1988.

Moreau J., Aristote et la vérité antéprédicative. in *Aristote et les problèmes de méthode.* Symposium aristotelicum. Paris-Louvain. 1961.

—, L'éloge de la biologie chez Aristote. in *Revue des Etudes Anciennes.* LXVI (1959).

Morrel F., Signs Grow. *Semiosis and Life Processes.* Toronto/Buffalo/London. Toronto University Press. 1996.

Morris C., Foundations of the Theory of Signs. in *International Encyclopedia of Unified Sciences.* I.2. (1938).

Moulin A.M., La métaphore du soi et le tabou de l'auto-immunité. in *Soi et Non-Soi.* Sous la direction de J. Bernard, M. Bessis et C. Debru. Paris. Le Seuil. 1990.

—, Le dernier langage de la médecine. *Histoire de l'immunologie de Pasteur au Sida.* Presses Universitaires de Françe. Paris. 1991.

Mounin G., *Linguistique et philosophie.* Paris. Presses Universitaires de Françe. 1975.

Muller-Hill B., *Science nazie science de mort. L'extermination des Juifs, des Tziganes et des malades mentaux de 1933 à 1945.* Trad.franç. Paris. O.Jacob. 1989.〔『ホロコーストの科学』、ベンノ・ミュラー＝ヒル、南光進一郎監訳、岩波書店、1993〕

Nagel T., What is it to be like a bat ? in *Philosophical Review.* 83 (1974).〔「コウモリであるとはどのようなことか」、『コウモリであるとはどのようなことか』、トマス・ネーゲル、永井均訳、勁草書房、1989〕

—, Brain bisection and the unity of consciousness. in *Mortal Questions.* Cambridge. Cambridge University Press. 1977〔「脳の二分割と意識の統一性」、『コウモリであるとはどのようなことか』に収録。〕

Nedelec F., *Le sida au quotidien.* Paris. L'Harmattan. 1994.

Nuyens F., *L'évolution de la psychologie d'Aristote.* Trad.franç. Louvain, Editions de l'Institut Supérieur de Philosophie. 1973.

Pellionisz A.J., Tensorial Approach to the Geometry of Brain Function : Cerebellar Coordination Via Metric Tensor. in *Neurosciences.* 5 (1980).

Persson I., Genetic therapy, identity and the person-regarding reasons. in *Bioethics.* 9. 1 (1995).

Pert C. *et al,* Neuropeptides and their Receptors : A Psychosomatic Network. in *The Journal of Immunology.* 135. 2 (1985)

—, Neuropeptides, AIDS, and the Science of Mind-Body Healing. in *Alternative Therapies.* I. 3 (1995).

Piaget J., *Biologie et Connaissance.* Gallimard. Paris. 1967.

Pirlot P. and Bernier R., Brain Growth and Differenciation in Two Fetal Bats : Qualitative and Quantitative Aspects. in *The American Journal of Anatomy.* 190 (1991).

Popper K., *Conjectures and Refutations.* New York. Basic Books. 1962. 〔『推測と反駁—科学的知識の発展—』、カール・ポパー、藤本隆志、石垣壽郎、森博訳、法政大学出版局、1980〕

Poix R.A., *National Socialism and the Religion of Nature.* Provident House. Beckenham 1986. Trad.franç. Paris. Le Cerf. 1993.

Price R.W., Gendelman H.D. et Shaw. G., Table ronde : "Nervous system dysfunction". *VIIIe Conference Internationale sur le SIDA.* Amsterdam, 19-24 juillet 1992.

Proctor R., *Racial Hygiene. Medecine under the nazis.* Cambridge Mass-London. Harvard University Press. 1988.

Putnam H., Philosophy and Our Mental Life. in *Philosophical Papers* 2 : Mind, Language, and Reality. Cambridge. Cambridge University Press. 1975.

Quine W.V.O., *Word and Object.* Cambridge Mass. M.I.T. Press. 1960. 〔『ことばと対象』、W・V・O・クワイン、大出晁、宮館恵訳、勁草書房、1984〕

—, *The Ways of Paradox and other essays.* Revised and enlarged edition. Cambridge Mass. Harvard University Press. 1976.

Rachels J., Created from animals. *The moral implications of darwinism.* Oxford University Press, Oxford/New York. 1991.

Radl E., *History of Biological Theories.* New York 1930. vol.II.

Raison Presente. 57 n° special consacré au thème : *Biologie et Société. Le matin des biologistes* (1980).

Ratner V.A., The genetic language. in *Progress in Theoretical Biology* 3 (1974).

Rauschning H., *Hitler m'a dit.* Trad.franç. Réédition. Paris. Aimery Somogy. 1979.

Rennie J., DNA's new twists. in *Scientific American.* March (1993).

Riese W., *A History of Neurology.* New York. 1959.

Rieusset Lemarié I., Virus et rétrovirus, transmission et génération : l'hétédocontagion. in *Vers un anti-destin ? Patrimoine génétique et droits de l'humanité.* Sous la direction de F.Gros et G.Huber. Paris. O.Jacob.

1992.

Roberts J.D., K.Bebenek K., Kunkel T.A., The accuracy of reverse transcriptase from HIV-1. in *Science.* 242 (1988).

Rostand J., *Esquisse d'une histoire de la biologie.* Paris. Gallimard 14eme édition. 1948.

Roux W., Beiträge zur Entwickelungsmechanik des Embryo. V. Ueber die künstliche Hervorbringung "halber" Embryonen durch Zerstörung einer der beiden ersten Furchungszellen, sowie über die Nachentwickelung (Postgeneration) der fehlenden Körperhälfte. in *Virchows Archiv für path. Anatomie und Physiol. und Klin. Medizin.* 114 (1888).

Rosenfield I., La conscience. *Une biologie du moi.* Trad.franç. Eshel. Paris. 1990.

Rozenberg J.J., *Bio-cognition de l'individualité. Philosophèmes de la vie et du concept.* Paris. PUF. 1992.

—, Langages et pragmatique du vivant. in *Revue Philosophique.* 1 (1988).

—, The Paradox of the Incogruity of Symmetrical Objects in Relation to the Problem of Obsession. in *Revue Internationale de Psychopathologie.* I. (1990).

—, Toward Metapsychopragmatics. in *Revue Internationale de Psychopathologie.* 4 (1991).

—, *Philosophie et folie. Les fondements psychopathologiques de la métaphysique.* Paris. L'Harmattan. 1994.

—, *From the Unconscious to Ethics.* New York. Peter Lang. 1999.

Ruffié J., *Le sexe et la mort.* Paris. Editions O.Jacob. 1986.〔『性と死』、ジャック・リュフィエ、仲澤紀雄訳、国文社、1990〕

Russell B., *An Inquiry into Meaning and Truth.* London. G. Allen and Unwin. 1940.

Rybak B., *Psyché, Soma, Germen.* Gallimard. Paris. 1967.

Schafer R, *A New Language for Psychoanalysis.* New Haven and London. Yale University Press. 1976.

Schelling, Allgemeine Deduktion des dynamischen Prozesses. in *Sämtlich Werke.* Herausgegeben von V.K.A. Schelling. Stuttgart und Augsburg 1856-1861. IV.

Schreber D.P., *Mémoires d'un névropathe.* Trad.franç. Paris. Seuil. 1975〔『シュレーバー回想録—ある神経病患者の手記—』、ダニエル・パウル・シュレーバー、尾川浩、金関猛訳、平凡社、1991〕

Schweizer P., Intentionality, Qualia, and Mind/Brain Identity. in *Minds and Machines.* 4 (1994).

Schur R.A.H., *Thorat Haim.* Jerusalem. Mishor. 1969. T.1.

Scott W., A reclassification of psychopathological states. in *International Journal of the Psychoanalytical Association.* 43 (1962).

Searle J., Expression and Meaning. *Studies in the Theory of Speech Actes.* Cambridge Mass. Cambridge University Press. 1979.

Selkoe D., The Molecular Pathology of Alzheimer's Disease. in *Neuron.* 6 (1991).

Sève L, De la reconnaissance comme similitude et comme gratitude. in *Soi et Non-Soi.* Sous la direction de J. Bernard, M. Bessis et C. Debru. Paris. Le Seuil. 1990.

Shilet R.I., Shih'poul agénéti léohr hahakah'a. in *Tkhoumin.* 18 (1998).

Simondon G., *L'individu et sa genèse physico-biologique.* Paris. Presses Universitaires de Françe. 1964.

Skarda. C.A., Explaining Behavior : Bringing the Brain Back. in *Inquiry.* 29 (1986).

Sovèges R., L'embryologie végétale. Résumé historique. Ière époque. *Des origines à Hanstein* (1870). Paris. Hermann 1934.

Spallanzani L., *Expériences sur la digestion de l'homme et de différentes espèces d'animaux.* Trad.franç. Genève. 1783.

Spemann H., Die Erzeugung tierischer Chimäeren durch heterplastiche embryonale Transplantation zwischen Triton cristatus und taeniatus. in *Roux' Archiv für Entwicklungsmechanik der Organismen.* 48 (1921).

Spence D.P., Narrative Truth and Historical Truth. *Meaning and Interpretation in Psychoanalysis.* W.W. Norton&Company. New York. London.1982.

Sperber D., La contagion des idées. Théorie naturaliste de la culture. Paris. O.Jacob. 1996.

Sperber D. and Wilson D., *Relevance. Communication and Cognition.* Cambridge Mass. Harvard University Press. 1986.〔『関連性理論（第2版）』、D・スペルベル、D・ウィルソン、内田聖二、中達俊明、宋南先、田中圭子訳、研究社、1993〕

Stein Y., The Sense of the Banality of Evil. in Rozenberg J.J., *Sense and Nonsense. Philosophical, Clinical and Ethical Perspectives.* Jerusalem. The Magnes Press. 1996.

Stewart J., Psychologie et Biologie. in *Somatisation, Psychanalyse et Sciences du Vivant.* Coordination par I. Billiard. Paris. Eshel. 1994.

Stich S.P., *From Folk Psychology to Cognitive Science.* Cambridge Mass./London. M.I.T. Press. Bradford Books. 1983.

Stubblefield E., A Theory for Developmental Control by a Program Encoded in the Genome. in *Journal of Theoretical Biology.* 118 (1986).

Tauber A.I., The Immune Self. *Theory or metaphor?* Cambridge University Press. Cambridge/New York. 1994.

Testart J., *L'œuf transparent.* Paris. Flammarion. 1986.

Thom. R., *Modèles mathématiques de la morphogenèse.* Paris. U.G.E. 1974.

Thomas J.P., *Les fondements de l'eugénisme*. Paris. Presses Universitaires de Françe. 1995.

Thouvenin D., Le droit aussi a ses limites. in *Le magasin des enfants.* Sous la direction de J.Testart. Paris. François Bourin.1990.

Tiberghien G., Psychologie cognitive, science de la cognition et technique de la connaissance. in *Intelligence des mécanismes, mécanismes de l'intelligence.* Paris. Fayard. 1986.

Varela F., *Autonomie et connaissance.* Trad.franç. Paris. Le Seuil 1989.

—, *Connaître les sciences cognitives, tendances et perspectives.* Trad.franç. Paris. Le Seuil. 1989.

—, Le cerveau n'est pas un ordinateur. *La Recherche.* 308. (1998).

Varela F., Thompson E., Rosch E., *L'inscription corporelle de l'esprit. Sciences cognitives et expérience humaine.* Trad.franç. Paris. Le Seuil. 1993.

Venner F., “Hitler a tué seulement six millions de juifs”. Sur le discours des adversaires de l’avortement. in *Mots / Les langages du politique.* 44 (1995).

Vincent J.D., *Biologie des passions.* Paris. Editions O.Jacob. 1986.〔『感情の生物学』、ジャン‐ディディエ・ヴァンサン、安田一郎訳、青土社、1993〕

Waal de F., *Le bon singe. Les bases naturelles de la morale.* Trad.Franç. Paris. Bayard. 1997.〔『利己的なサル、他人を思いやるサル―モラルはなぜ生まれたのか―』、フランス・ドゥ・ヴァール、西田利貞、藤井留美訳、草思社、1998〕

Weston J.A., The migration and differentiation of neural crest cells. in *Advances in Morphogenesis.* 8 (1970).

Widlocher D., *Métapsychologie du sens.* Paris. Presses Universitaires de France. 1986.

—, Neurologie et psychanalyse. Les opérateurs de commutation. in *Revue Internationale de Psychopathologie.* 2 (1990).

Widlöcher D. and Hardy-Bayle M.C., Cognition and Control of action in Psychopathology. in *European Bulletin of Cognitive Psychology.* 9 (1989).

Wilmut I. *et al.*, Viable Offspring Derived from Fetal and Adult Mammalian Cell’s. in *Nature.* 365 (27 february 1997) 810-813.

Wilmut I., Le clonage des mammifères. in *Pour la Science.* 256 (1999).

Wittgenstein L., *The Blue and Brown Books.* Oxford. Basil Blackwell 1958.〔『青色本・茶色本』、ウィトゲンシュタイン、大森荘蔵、杖下隆英訳、大修館書店、1975〕

Wolpert L., Positional Information and the Spatial Pattern of Cellular Differentiation. in *Journal of Theoretical Biology.* 25. (1969).

Wright G.H. von, *Norm and Action. A logical Enquiry.* London. Routledge&Kegan Paul. 1963.

Wyatt R. *and al,* The antigenic structure of the HIV gp 120 envelope glycoprotein. in *Nature.* (1998).

Wyatt R. and Sodroski J., The HIV-1 Envelope Glycoproteins : Fusogens, Antigens, and Immunogens. in *Science.* (1998).

訳者あとがき

本書は昨年フランスで出版されたジャック・J・ローゼンベルグの *Bioéthique corps et âme* —の全訳である。

著者のローゼンベルグは哲学博士、パリのエコール・ノルマル・スュペリウール出身、パリ第七大学哲学科の助教授である。以前の著作としては *Bio-cognition de l'individualité — philosophèmes de la vie et du concept —*, *Philosophie et folie — Les fondements psychopathologiques de la métaphysique —*, *Sense and Nonsense — Philosophical, Clinical and Ethical Perspectives —*, *From the Unconscious to Ethics* がある。

生命倫理学と題されている本書であるが、各章ごとにヘーゲルの時代の発生学、現代発生学、医学（アルツハイマー病、エイズ）、精神病理学、フロイトの『科学的心理学草稿』など幅広い分野を扱っている。前半は、現代科学によって明らかになってきた「有機体に固有のメカニズム」を哲学的に捉えなおす試みである。デカルト的な機械論では捉えきれない相互作用または可逆性といった生命の未知の領域を「生命語用論」と称する観点から総合的に考え直すという哲学者からの提案ともいえるだろう。特に人間の認知の問題、つまり人間の《脳‐精神》のメカニズムを解明するためには、生物学者と哲学者がお互いの知見を交換し合うことが重要であり、そうすることによって著者自身もP・S・チャーチランドが目指しているような《神経哲学者》たらんと望んでいるようだ。そのために諸理論間の統合というものが主張されている。他方、後半では、一般的な意味での生命倫理学、つまり生物学の発展が及ぼす倫理的な影響についての考察がなされている。

これらの考察は二つの問いに集約される。まず生命メカニズムの把握に哲学がいかにして貢献できるのかという問い。次に、生命倫理の問題に対して、倫理学者とともに哲学者も倫理的な《手すり》の役割を積極的に果たしうるのかという問いである。この二つの問いは現代の、というよりもここ数年の生物学の急速な発展によってわれわれが漠然と感じる《期待》と《不安》を抜きにしては考えられない。

実際、日米欧などがヒトゲノム概要版を、またアメリカのセレラ社がヒトゲノム解読結果をそれぞれ発表したのは今年の六月のことである。ポストゲノムの分子生物学研究は、DNA以上に複雑なタンパク質の研究やSNPs（一塩基多型＝ゲノムの中で塩基の並び方が個人によって違う場所）の研究に移行しつつある。加えて、DNAメカニズムの解明は生物学・医学の枠も飛び越えようとしている。たとえば、DNAのもつ「配列によってその構造を簡単に制御できる」性質と「相手のDNAを認識させることが容易である」という性質を利用して、ナノメートル（十のマイナス九乗メートル）オーダーの《分子機械》を作るという試み、いわばＤＮＡの工学的な応用もすでに最初の一歩を踏み出している（*Nature*, vol. 406, 10 August 2000, pp. 605-8）。

このような「有機体に固有のメカニズムを解明する」研究、またその応用研究は、来世紀への大きな《期待》を抱かせる科学の一つの側面である。けれども科学がひとたび生殖技術にかかわってくると、打って変わって《訳の分からぬ不安》がわれわれの心に生まれる。何らかの「生命倫理学」の確立と、人体実験をはじめとする科学実験に対する現実的・法的な枠組みの確立が急務に思えてくる。

この点について著者は《プロメテウス的な自己参照を放棄すること》を主張し、ヒトへの生殖技術の使用に対して基本的に反対の立場をとっている。医学の発展によって「過度の延命治療」という問題が生じたように、生物学の発展が「人工生殖技術の濫用」を生み出しかねない現状に警鐘を鳴らしているのである。この立場が少数意見でしかなく科学の発展を阻害するものだと決めつけるのは簡単であるが、今年に入ってからの生殖技術に関するいくつかの重要な出来事、それらが誘発した議論をかんがみるとこの立場は決して無視できない。経緯を概略的に記しておく。

欧州諸国は八〇年代から論議を積み重ね、生命倫理や生殖医療全般についての包括的な法律を定めてきた。クローン人間づくりもその中で禁止されていた。けれども、今年の夏欧州では生殖技術とその倫理についての激しい議論が起こり、そのきっかけとなったのは八月十六日にイギリス政府が、クローン技術を利用してヒトの胚から臓器や組織をつくる研究（ＥＳ細胞の応用研究）を認める法案を議会に提出することを公表したことにある（アメリカも同じ月にＥＳ細胞の本格研究に道をひらく指針を発表している）。議論の争点は、不妊治療の目的で保存されている複数の胚を実験に使っていいのかどうか、つまり移植医療の目的ではたしてクローン人間をつくっていいのか、ということになる。

いずれにせよヨーロッパの倫理委員会は年内に何らかの回答を出すことになるだろうが、指摘しておきたいのは、欧州内部でも生殖技術に関するある統一的な「生命倫理」が定まっているわけではないということだ。特に法的な枠組みは国によってかなり差がある。たとえば胚の保存期間は各国間で次のように違う。

スペイン、イギリス、フランス＝五年、ノルウェー＝三年　オーストリア、スウェーデン＝一年（精子に関しては、多くの西欧諸国は保存期間を定めていない）。

フランスでは一九九四年七月の「生命倫理法案」によって、人工授精、体外受精、そのほかの生殖技術について世界でもっとも包括的な一連の法律を制定した。この法律には細かな項目が盛り込まれており、それに違反すると罰金刑と禁固刑が課せられる。アメリカにはこれほどまでに厳しい罰則規定はない。しかしこのフランスでも先ほどのイギリスの法案提出を受けて「生命倫理法案」の再検討がなされている。このような状況で醸成されつつある「クローン人間誕生はもはや不可避である」という気運に先進諸国の科学技術競争・バイオビジネス競争といった要素が絡んでくると、過度の人工生殖熱に敢えて異議を唱えることが非常に難しくなる。

それでは日本における生殖技術とクローン人間規制に関する動向はどのようなものであろうか。日本は九七年のデンバー・サミットの合意を受けてクローン人間規制の検討を始めた。今年に入って「ヒトに関するクローン化技術等の規制に関する法律案」を衆議院に提出したが実質的に審議されないまま廃案になっている。

臓器移植法案の成立以降の予想を下回る臓器提供者（十一月七日現在、臓器提供がおこなわれたのは十件）、あるアンケートによると延命治療を望まない人が七割以上。これらのデータが日本人に根差した身体観、「生命倫理」観を端的に表わしている。すなわち欧米に比べて「人工生命」あるいは「人工的な技術」に対する拒否感が強いと言ってよいだろう。

多彩な分野にわたる膨大な文献を駆使しながらも、最終的にローゼンベルグがユダヤ教のタルムードの倫理観を参照しているように、「生命倫理」はそれぞれの国の民族、宗教から離れたところにはない。だとすれば日本の「生命倫理」観はどのようなものなのか、それはアジア諸国とは同じであろうか。違うとすればどのように違うのか。これは生殖技術だけではなく、ポストゲノムの生物学研究における技術レベルでいまなお世界をリードしている日本が、特に生命倫理の法的枠組みを定める際に注意深くみていかなければならない諸事項であろう。

この著書を読んで感じたことは、二〇世紀後半の「生命倫理学」の重要な課題は生命のはじめとおわりの再定義にあったということである。医療技術の発展に伴い生命の「終点」の定義が論議の対象となり、これらの議論の成果としてインフォームド・コンセント（情報を十分に伝えられた上での自発的な同意）という概念、そしてその法的枠組みが整備されてきた。すると今度は、生殖技術という生物学の発展がクローン羊のドリー（九七年）の誕生を一つの転機として人間のクローンづくりの是非をめぐる倫理的議論の引き金となった。こちらのほうは人間の生命の「始点」が問題となっていると言えるだろう。テクノロジーによって曖昧になった生命の「始点」と「終点」それぞれの再定義が必要となった半世紀であったといえる。

生命のはじめとおわりの再定義といっても、二つの点で両者に決定的な違いがあるようにおもえる。まず生命の「終点」の再定義、つまり延命治療・自然死をめぐる倫理的論議には本人の意思だけではなく家族の意思も反映するが、「始点」に介入しうる人工生殖技術においては治療・実験の現場での研究者の倫理観が大きな役割を占めている。

二つ目は当然のことながら将来への影響についてである。「自然死」の反対側に「自然の生」があるならば、われわれが感じる《訳の分からぬ不安》の中には「自然の生」を逸脱した「人工生命」に対する恐れがある。「人工的な死の延長」が必ずしも「未来の人類」に影響を及ぼさないのに対して「人工生命」は何らかの影響を及ぼしかねない。ローゼンベルグが最後に個々人の「義務」を説くのはこの懸念からなのである。

十月に入って、アメリカ科学振興協会が「精子や卵子など人間の生殖細胞に対する遺伝子操作は時期尚早」と指摘する特別報告書を発表した。また本書の第七章で触れられているヘルシンキ宣言（東京修正などを含めこれまでに四回修正されている）が、十月七日にイギリスのエディンバラで行われた世界医師会で修正され、（本人を特定できる）ヒトゲノムの研究を含む人間を対象とするすべての研究でインフォームド・コンセントが必要とされた。また、研究計画の妥当性を審査する倫理委員会には進行中の研究を監視する権利があると明記された。つまり倫理委員会の権限が強化されたといえる。同じ総会で日本医師会の坪井栄孝会長が世界医師会会長に選出されたが、これが日本、アジアにおいて生命倫理についての議論が活性化する一つの契機となることはまちがいない。

参考文献については、参考にさせていただいた訳書を訳注で逐一示してきたが、関連する情報源をいくつか付記しておく。

○Gérard Teboul, *La vie, une énigme — le génome humain en devenir —*, Éditions LPM, juin, 2000(『生命、一つの謎—変貌を遂げるヒトゲノム—』)〔フランスの医学者、哲学者たちの討論会を本としてまとめたもの〕

○世界医師会（ＷＭＡ）のホームページ（http://www.wma.net)〔ヘルシンキ宣言、またこの宣言関連のいくつかのテクストにアクセスできる（英語・仏語・スペイン語)〕

○『Ｗｅｂノンフィクション・人体改造の世紀』(http://kodansha.cplaza.ne.jp/hot/genome/index.html)〔最先端科学諸分野で活躍する専門家のインタビューと資料が豊富。理解を助ける語彙集や簡便なフローチャートなどがあってわかりやすい。〕

最後に、駿河台出版社の井田洋二氏、編集長の上野名保子さんには訳者の要領の得ない仕事ぶりによって大変御迷惑をかけた。また、フランス語についての疑問に丁寧に答えてくださったフィジャルコフ先生、企画から訳稿の校正の段階まで数知れない貴重な助言をくださった石田和男先生、いきづまって途方にくれていたときに助けてくれた三浦信孝先生に末筆ながら深い感謝の気持ちを述べておきたい。

二〇〇〇年十一月七日

小幡谷　友二

ラ行・ワ行

離散状態（離散性）　95,190
理性の狡智　46
利他主義　46
立法者　242,244-245
リビドー　214
リボソーム　195
量（Qn）　169
臨床精神医学　149
臨床理論　26,156
隣人愛　246
リンパ球　201
倫理　19,117,228,241,246,260
倫理委員会　43,52,236
倫理学　18,42-48,51-56,58,60-61,63
倫理空間　261
倫理的個体性　260
倫理的責任　246
倫理の「自然」化　47
倫理の障壁　261
類　75,207
累積効果　207
レトロウイルス　57,59,193,198-199,208
老人斑　113
狼瘡　206
ロゴス　50
ロスリン研究所　233
論過（偽論理）　142
論理学　114
『論理学研究』　141
論理実証主義　123
ワイマール共和国　239
私は存在しない　204

矛盾律　142, 174, 210, 211
無症候性感染状態　200
無症候性キャリア　216-217
無脊椎動物　103
迷走神経　73
命題学　140-141, 143-145, 155
命題学的言表　140
命題的態度　155, 168, 174
命題的モデル　175
命題内容　147, 174-176
『召使』 197
メタ心理学　26-28, 146-147, 156, 168-169, 173-174
メタ精神語用論　25-27, 168, 177
免疫応答（反応） 206
免疫学　200, 210-212, 214
免疫記憶　202
免疫寛容　210
免疫系　259
免疫的防御　208
免疫ネットワーク　212
免疫メカニズム　198
もつれた階層　24, 190
喪の悲しみ　170

ヤ行

薬物中毒　243
宿主細胞　102, 197-199, 201, 204, 207, 212, 216
宿主 - 生物　196
宿主としての人間　216
誘引　231
有機性　49
有機生（命）体　13, 229
有機体の物理学　70-72, 74, 203
有機的世界　207
有機的な身体　259
有機的に構成された言語（分節をつけた言語） 186-187, 191
有機病理学　228
優生学　42, 238
優生学的プログラム　238
有性生殖　229
誘導　79, 95
融和　80
ユダヤ・キリスト教的絆　237
ユダヤ問題　238
抑圧　171
抑うつ（病） 147, 153
抑制　103, 169-170
欲動　27, 152, 174, 176, 215
欲動理論　170
欲望充足　174
よるべなさ（無力） 169

53, 113, 184, 186, 188-189, 196
分子文法　102
分身　216
分断された遺伝子　191
分断された構造　186
文脈理論　194
分離脳　120
分離のカスケード　99
分離の悟性　21
平滑筋繊維　73
ペプチド　114, 195
ペプチド受容体　213
ペプチド情報　23
ペプチド伝達　213
ペプチド分類群　114
ヘルシンキ宣言　240
変異体　112, 114
弁証法　23, 25, 60, 69, 77, 80, 117, 140, 153-155, 183-186, 192, 195-196, 199, 203, 209, 214, 228, 258
弁証法的策略　202-204
弁神論　59
普遍性　230
変性痴呆　116
防御的策略　202
放出（Abfuhr）　169
保健衛生　238
ポジトロン・カメラ　120
母性の概念　233
ホメオスタシス（恒常性）　193
ホヤ　100
ポリメラーゼ連続反応（PCR）　56, 114
ホルモンの回路　196
『本質論』　24
本質をなすもの　50

マ行

マクロファージ（大食細胞）　200
マトリックス（母材）　185-186, 201
ミーム　215
ミエリン　210
ミトコンドリア　195
緑・は・あるいはである　141
ミニ・メンタルテスト　116
ミネルヴァの梟　42
未来の亡霊　54
民族心理学　123
無意識　27, 128, 142, 150, 153-155
無意識的理由　147
無 - 意味　114, 128, 137-143
無機的世界　207

微視的物理学　31,53,154
微小管　112
ヒステリー　259
ヒストン　192
非対称の非 - 自我　213
否定性（負性）　152
否定的行動　170
ヒト（human being）　241
ヒトゲノムと人権に関する世界宣言　240
ヒト白血球抗原（HLA）クラスII遺伝子　206
ヒトレトロウイルス　199
批判哲学　18
病因論　143,153,155,203-204
病気の峠（Krise）　204
表現型　31,42,235
描写イメージ性　97
表象可能性　142
病態生理的メカニズム　216
病理学　10,22,59-60,128,200,204,258,260
病理解剖学　149
病理心理学　260
病理生態学（生態病理学）　209
日和見的　200
フィアット　59
部域　80
《不活性な》個別化　208
複雑性　184
不思議なリング　56
不節制　146
不足した意味　58
付帯現象　48
物質代謝　93
物理化学的過程　51
物理学的システム　207
物理主義　156,158
負の作用　76
普遍性　76,77,152,202-203,215,229-231
普遍的自我　231
普遍的な主体　232
フラストレーション　232
フランス倫理諮問委員会　45
プレーダー - ウィリー症候群　194
プロウイルス　198,201,204
プログラムされた死　205
プロメテウス　57,60,232,236,247,260
プロメテウスの神話　58
プロメテウス的精神　59
プロメテウス的語用論　59
分子遺伝学　95,193
分子生物学　13,23,31,42,50,

認知科学　26,90
認知主義　120,126-127
認知心理学　123,147
認知生物学　212
認知的構造　102
認知文法　96
認知力テスト　116
ヌクレオチド配列　114,185,191
ねずみ男　146
ノイズ　188
脳 - 精神（心としての脳）　121-122,124,126
能動的安楽死　243

ハ行

パーキンソン病　234
灰色三日月環　78
配偶子　80
胚形成　29,74,77,79,91,93-94,100-101
排中律　210,212
胚の塑像　79
胚発生　96
バセドー病　150
発生　60,69,75-76,89-90,94,96,102,104
発生学　60,70,76,79-80,90,94,96,98,100,152,205,259
発生の原理　29
発生論　151
発話内的（発話）　24,191
母親片親性ダイソミー　194
パラノイア　175
パラノイア患者　175
バリン　195
反意味　142-143
反射運動　73
反射されるもの　55,57-58
反射するもの　55,57-58
半数性のゲノム　94
反省的（反射的）　191
反駁可能性　156
PHF（くびれをもった特異な繊維）　113
非 - 位置性　158
ビオス（bios）　13,48-51,53-54,57,59-60,119
被害妄想（迫害妄想）　175
備給（充当）　169,231
非合理性のパラドックス　146
非合理的原因　146
非自我　197
非 - 自我　199,205-206,209-211,213
被刺激性　93

道具としての記憶　118
統合精神生理学　29
統語的言表　55
統辞論的機能　192
同性愛　175,232
『頭足類についての覚書』 70
道徳的主体　19
道徳的動機　169
糖尿病　234
動物行動学者　47
動物性勾配　79-80,100
動物的利他主義　46
『動物哲学』 70
ドーパミン　117
トーラー（教え） 47
特殊行動（特殊行為） 169-170, 173
特殊性　77,79,204,230
閉じた体系　195
ドリー（Dolly） 233-234,236, 261
トロピズム（屈性） 100

ナ行

内的記憶　170
内的不可能性　232
内胚葉　79
内部受容性感覚　73
内包的　49-53
内面的な感覚　187
ナチ（ナチス） 236,239-240, 244
ナルシシズム神経症　151-152
ナルシスティックな幻想　235
ナルシスティックな探求　216
二元論　11,150,258
二項選択　95
二次過程　143,145-146,158, 174
日常生活の精神病理学　140, 144-145,173
ニュージャージー州の最高裁判所　242
ニューロペプチド（ペプチド系神経ホルモン） 213
ニューロン　101-102,113,115, 125,169
ニュルンベルク〔倫理〕綱領 236,240
『人間学』 187
人間中心的な隠喩　197
認識科学　27,91,120
認識形而上学　154
認識根拠　32,54,260-261
認識の先回り　97
認知イメージ　98

代理形成　170
タウ（TAU）タンパク質　112-114
他者に評価されたいという欲望　231
他性　80,169,235,241
脱意識　117,128
タバコ・モザイク病ウイルス　207
魂についての倫理　41
魂の器官　119
魂の病気　229
多様性　76,95,114,201,234
タルムード　47-48,246
単為生殖　93,234
断種　239
タンパク質生合成　23,190
知覚神経の領野（知覚神経野）　29,126
血の共同体　238
痴呆　115,117
抽象作用　78
中胚葉　79
張筋ネットワーク　125-126
超自我　170
調節　79
直接性　231
直感的な記憶　118
治療学　152
治療言語　26,172
通常心理学　260
DNA の複製メカニズム　23
DNA の螺旋糸　24
DNA　56,184-186,190,198
DNA の二重らせん　185,190
DNA ウイルス　198
DNA の断片化　205
DNA 複製技術　114
T リンパ球・CD 4 陽性細胞　198,201-202,205
定言命法　19
出口（アウトプット）システム　124
手助けをしてくれ人　169
デテルミナント説　98
転移　26,152,154,158,171-172,193
転移神経症　151-152
転写メカニズム　23
ドイツ観念論　49
当為（べし）　47
同一性　114
同一性の原則　210
統一的概念　11
東京宣言　240
道具化　247

生命についての語用論 103
生命認知網 213
生命の価値 236,238
生命倫理学 10-11,13,14,18,32,40,42-45,51,53-54,56,58,60-61,119,128,217,227-228,232,236,240-241,245-247,260-261
生理学 28,57,60,70,72-74,115
生理学的領域（生理学的場） 28
脊椎動物 78
切除 195
背腹軸 78
セミオーシス（記号作用） 196
セロトニン 93
前意識的メカニズム 143
前意識的システム 128
前眼房 210
全形成能（全能性） 79,101,233
戦後裁判 236
前後軸 78
潜在性 79,204
線状性 186
染色体 113
前成説 100-101
全体主義秩序 239
全体性 12-13
全体論科学 12
セントロメア（紡錘体付着領域） 113
全能性 233
全能の願望法 174
潜伏期 200-201
相互作用領域 92
相互主観性 127
創発 25,51,93,184,259
相補関係 53
ゾエ（zoe） 13,48-51,53-54,57,59-60,119
ソーマ（体質） 128,233
尊厳 244-245
存在根拠 32,54,93,261
存在（ある） 47
存在と当為 18-19,46,48

タ行

ダーウィン主義 237
体液性応答 201
対称的非-自我 214
対象の欠如（無対象性） 141-142
第二局所論 170
大脳皮質の萎縮 117
大脳表意文字 120

精神 - 身体の同型性　29
精神生理学　27
精神装置　138
成人T細胞白血病ウイルス　199
精神哲学　71,122,124,187
精神についての生理学　150
精神についての病理学　150
『精神の現象学』　70
精神の錯乱　118,228
精神の発生学　90-91
精神の糜爛　118
精神病理学　26-27,73,112,127-128,137-139,143,145,147-157,159,168,227-228,230
精神物理学的存在　10
精神分析　21,26,139,153,152,154,159,171,173,214
精神分析記号学　144
精神分析的自我（Self）　214
精神分裂病　140-147
精神 - 免疫学　214-215
精神薬理学　155
精神力動　157
精神倫理（psycho-ethique）　53
生成文法　96-97
生存競争　237
生体外　11,32-33,53-54,58,240,245,259-261
生体内　12,32-33,53-55,58,240,245,259-261
生体についての理論　10
性の闘争　231
生の欲動　152
生物医学的権威　245
生物学的個体性　13
生物学者の夜明け　43
生物学的自我（Soi）　214
生物学的利他主義　46
生物学的両親　234
生物学の世紀　42
生物記号論　96
生物記号論哲学　104
生物情報科学　196
生物心理学　11,13,21-23,27,29-30,48,51,104,159,212,228,258
生物 - 精神 - 倫理的空間　33
生物物理学　151
生命科学　13,18,21,43,54,70
生命語用論　25,57,177,183,192,195,197
生命 - 精神 - 倫理的連続体　260-261
生命についての倫理　32,41,51,53

心身二元論　20, 22
深層構造　96, 98
人体（living human organism）
241
身体的なもの　117, 128, 215
心的エネルギー　169
心的葛藤　258
心的なもの（精神的なもの）
128, 215
心的場　28
心理学　27-28, 90-91, 104, 121-122, 124, 127, 138, 155-156, 158, 168, 196, 214, 246, 260
心理学的主体　138
心理言語学　101, 173
心理主義（心理学主義）
心理装置　151
人類学的隠喩　197
遂行性　24
遂行的　59, 173-174
遂行的発話（言表）　26, 172
遂行動詞　24, 173
水晶体　95
『水理地質学』　71
ストレス　259
スプライシング（切り継ぎ）
114, 195
生化学的回路
生化学的状況（文脈）　191, 193
生気論　184
生合成プログラム　190
生合成メカニズム　31
性行動　233
精神-病気-論理（psycho-patho-logique）の弁証法　228
生殖母　235
生殖問題　10
生殖技術　232, 234
生殖技術の濫用　235
生殖質　79, 233, 235
生殖質の円盤　79
生殖能力　233
生殖父　235
精神医学　150, 239
『精神医学マニュアル』　153
精神科医　216
精神化された身体　259
《精神構造》についての語用論
258
精神構造の-疾患についての-言説　150
精神語用論　25-26, 177
精神語用論的アプローチ
精神-神経学　118
精神神経症　150, 232
精神-神経-免疫学　258

順化（慣れ） 102,126
循環的因果関係 24,190,196,
200
循環的メカニズム 193
浄化 238
消化吸収 74
症候学 143,153
象徴記号 195
情動的意味 175
情動抑圧 170
小ニューロン神経システム
102
情報科学 124
情報符号化 147
情報理論 55,188
諸科学の統合 196
食作用 200
植物性勾配 79-80,100
自律性 199,243
自律的行動 103
人格 151,156
真核細胞 186,191
人格存在（human person） 242
進化主義発生学 14
神経科学 13,28,120-124,147,
155
神経解剖学 122
神経原繊維変化 113,115
神経症 170
神経心理学的テスト 116
神経心理学 120-122
神経心理学
神経生物学的プロセス 21
神経生物学 91,103-104,119,
121,123-124,159
神経生理学
28,112,120,122,168
神経生理学
神経哲学 28,121,122,124-125,
127
神経伝達物質 102
神経胚 79
神経発生学 90-91,101,103
神経発生学
神経板 95
神経ホルモン 214
人権 240
人権に関する世界宣言 240
人工子宮 233
人工知能研究 123
人工物 30,32,91
心周期 73
人種差別 238
人種的特質 238
心身医学 213,258-259
心身医学ネットワーク 213

志向性　122,124,126,141,145,147,175
志向的生命　13
志向的領域　140
自己感情　229
自己参照機能
自己参照　24,55,190-191,206,232,234,236-237,245,247
自己参照幻想　235
自己－参照論理　233,236
自己死　205
自己創造　235
自己組織化　25,51
自己中毒回避　206,210
自己免疫疾患　206,210-211
自己免疫反応　206
自殺　205,208
雌性巣性生殖　234
自然位置で（その位置において）　96,139
自然哲学　187,229
自然の宗教　237
自然物　30,91
実験的な生体　32,240
実験発生学　79,100
失錯行為　140
実証科学　52
実証主義　121
失敗の失敗　232
疾病学　155
自動複製構造　196
シナプス　102-103
死ぬ権利　242
死の人工的な中断の中止　243
死のテクノクラート　239
死の欲動　152
自発的行動　126
指標的　176,193
自閉症　244
思弁哲学　71
社会学　196
集合論　97
十五番染色体　194
充足経験　170,231
充足の吟味　169
主観主義　124
樹形構造　96
主人と奴隷の弁証法　197,231
受精卵（卵子）　76,78-79,94,100-101
出芽　201
受動的安楽死　243-244
種の衛生　238
種の浄化　239
種の皆殺し　237
腫瘍レトロウイルス　199

個体　52,231
個体化〔個性化・個別分化〕 11
古代ギリシア・ローマの多神教 237
個体性（個性）　13,18,212,75,210,216,229,231-235,259
個体発生　54,75-76,92,169,173
誇張的非 - 自我　213
国家社会的全体主義　236
克己の欠如（意志の弱さ）　146
滑稽　142
誤適用　173
コネーション（意欲感）の　118
誤発動　173
個別化　18,203-204,207-208,215,229-230
個別性（特異性）　77,79
コミュニケーション　159,173,188
固有受容感覚（自己受容性感覚）　73
語用論　22,31,59-60,139,144,149,158-159,168,172-173,176,191-193,196,205,217,258
語用論的パラドックス　204

サ行

再生産　73
再描写　157
細胞遺伝学　98
細胞学的《退化》　233
細胞交換システム　24
細胞質　198
細胞生物学　13
細胞性応答　201
細胞溶解　202
挿し木　202
錯覚　141
殺人の禁忌　243
殺人優生学　236
座標的表象（視覚的表象）　125
サプレッサーT細胞　202
三次元立体構造　198
算術的パラダイム　95
三段論法　73-75,77,152
CD 4 タンパク質　198
C末端　114
使役動詞　171
ジェルマン（生殖質）　233
自我　169-170
自我イメージの崇拝　234
四角い円　142
視覚－空間テスト　116
時間性　158,174

ゲシュタルト心理学　12
結晶　207
ゲノム　193, 195, 198, 204
検閲　117
幻覚　141
原基　97
原口背唇部　78
言語学　23, 96-97, 171, 188, 191
言語学的アプローチ　192
言語学的モデル　185-186, 188-189, 191-192
言語テスト　116
言語哲学　204
言語についての科学　26
言語を知らない幼児期（インファンス）　173
現実感覚　127
現象学　140-141, 151, 154
現象学
原初過程　174
原初的な遂行的発話　24, 191
原始卵黄嚢　78
現代生物学　44, 55
原腸形成　79
権利　241-242, 247
故意の誤謬　124
行為動詞　174
行為理論　103
交感神経　73
抗原性分子　201
交互作用　209
抗 gp120　206
後成説　100-101
後生動物　76
構造主義　144
抗体価　200
後天性　103
後天性免疫不全症候群　197, 212, 216
行動主義　126
行動の共同体　259
行動の原理　29
勾配領野　100
勾配理論　100
抗 p24　206
興奮性（被刺激性）　73
合理主義　242
交連切開術　120
コード共通性　185-186, 191
刻印づけ　194
国連憲章　240
心の機能についての科学　21
個人的特異性　53
悟性の革命　124
悟性の哲学　71
悟性の論理　210

換入の操作子　148,159
機械論　184,16-187
幾何学的表象　125
幾何学的モデル　207
器官形成　77,79
危険遺伝子　113
寄生　216
偽足（仮足）　93
機知　142
キマイラ（絵空事）　142
義務　242,246-247
キメラ　94,103
逆転写酵素（トランスクリプターゼ）　56,113-114,186,198
究極の目的（テロス）　245
求心性経路　117
求心性情報　73
急性精神病　153
境界 - 概念　177,215
境界面　261
胸腺細胞　205
強迫神経症　146
協力ネットワーク　46
行列計算　125
局所論　128,146,174
極性軸　100
巨視的物理学　154
虚弱児　244
筋ジストロフィ　234
近接性　158
金の山　141
クダウミヒドラ　93
屈曲　195
句読法記号　195
句読法規則　190
組み合わせ規則　192
クローン　52,235
クローン化　10,235,237,246-247
クローニング（クローン作製）技術　52,233-234,246
クローン羊　233
クロロプラスト（葉緑体）　195
軍隊的メタファー　214
計算的モデル　124
形式主義　55
形式的体系　55
形式的アルゴリズム　126
形式的命題学　114,141
形而上学的二元論批判　18
形質導入　207
形態　73,75,77,79
形態形成　77,79-80,93,95-98,100,103
形態形成イメージ　98
形態形成の潜在力　98,99-101

学)』 70,73,75-76,80,203
エンテレケイア 19
エンドルフィン 213
延命 243
オイラーの輪 210-211
横紋筋繊維 73
応用倫理 32
オートマトン 95
恐れに基づく発見術 58
同じ者（meme） 215
親子関係 234

カ行

外延 49-52
回帰的感覚 73
外在性 204,228-229
解釈学 140,143-144
外的現実性 174
外的知覚 170
概念規定 70,148
概念規定の痕跡 72,148
概念的契機 77,187
外胚葉 79,198
外部受容性感覚 73
外部糖タンパク質（糖タンパク質 gp120） 198,201,206
外部の観察者 246
解放エネルギー 152
開放的な相互作用 212
回路 193
科学性 153,155-156
『科学的心理学草稿』 169
科学と倫理 46,261
科学論 80,90,100,104,113,139,147,149-150,153,177,186,188,197,202
書き換え法則 56
核酸言語 190,192,195
核酸言表 59
核酸情報 23,199
核酸配列 56
核酸メカニズム 190
核酸メッセージ 191,193
学習理論 101,102
確認的発話(確認言表) 26,172
過去 - 未来志向 158
可塑性 103
可動的な遺伝因子 193
カニのロジャー 126
神への自己同一視 59,236
感覚運動野 125,173
還元主義 124,127-128
間主観的コミュニケーション 144
間主観的 231
眼－前庭反射理論 125

遺伝子的浄化　239
遺伝情報　23,59,189,194-196
遺伝的特性　240-241
遺伝的弁人論　59
遺伝物質　32,194,198,201,208
遺伝プログラム　188
遺伝メカニズム　185,199,216,260
移動　79
イナクション　25
意味の地図　22
意味の不在（無意味性）　142
意味論　22,140,143-144,155,195
入口（インプット）システム　124
印字遺伝学　56
イントロン　195
インプット　94,126
インプリンティング　194
ウイルス　198-199,201-202,205-208,216
ウイルス学　196,215
ウィルスDNA　56,212
ウイルス粒子　201
うつ病　153,170
エイズ　32,177,183,196-197,199-200,202-204,208-209,211,215-217,259
エイズ・ウイルス（HIV）　57,197,212
エイズ関連症候群〔ARC（Aids Related Complex）〕　200,203
エイズワクチン　201
叡智界　50
AGA〔アデニン、グアニン、アデニン〕コドン　195
HIV　198-202,204-209,211-213,215-217
HTLV-Ⅱ　199
HLA分子　206
エキソン　114
エス　170-171
エディプス期　231
エディプス・コンプレックス　231
エディプス・コンプレックスの消滅　232
N末端　114
mRNA　23,56,114,190
mRNA前駆体　114
エラー　188,212
エロス　152
塩基性タンパク質　192
エンクワイアー　125
『エンツュクロペディ（自然哲

事項索引

NINCDS-ADRDA　115

ア行

アーリア人　236
RNA ウイルス　113,186,198
RNA　185-186,195
アウトプット　94
あからさまな遂行的（発話・言表） 24,59-60
アクション - ランゲージ(action-language)　147
アクティング・アウト　171
agir　171-172
アジソン病　150
アポトーシス　205
アポリポタンパク E　113
アミノ酸　189
アミノ酸言語　190
アミロイド板　113
アメフラシ〔アプリシア(aplysie)〕 102
アルゴリズム　94-95,98
アルツハイマー病　32,104,111-113,115-118,120,128,138,259
暗黙の遂行的（発話・言表） 24,59,60
安楽死　42,237,241,243-245
安楽死政策　244
env　202
言い違い　140,150
医学がサポートする生殖　232,233
医学的イコノグラフィー〔図像研究〕 120
医学的殺人　244
医学倫理　240
生きる価値なき生命の抹殺　238
生きる権利　238,242
異種同形体　92,96-97
一次過程　143
位置情報　99
一般病理学　150
遺伝学　10,189,194
遺伝暗号　184,188
遺伝形質　46,54
遺伝言語　23-25,59,114,190-191,194
遺伝子型　201,234
遺伝子操作　54,57
遺伝子治療技術　217

ラカン（Jacques Lacan） 153, 172, 231
ラッセル（B. Russell） 174
ラドリエール（J. Ladriere） 55, 57
ラネカー（R.W.Langacker） 97
ラプランシュ（J. Laplanche） 215
ラマルク 70-71
リーボビッツ（Ishayahou Leibo-vitz） 242-244
リクール（Paul Ricoeur） 47, 144
リナス（Llinas） 124, 126
リュフィエ（Jacques Ruffie） 232
リヴェ（P. Livet） 147
ルー（Wilhelm Roux） 100
ルース（M. Ruse） 46
ルードゥアラン（N. Le-Douarin） 103
レマーク（R. Remak） 80
レヴィーストロース（Claude Levi-Strauss） 58
レヴィナス（Emmanuel Levinas） 241
ロージー（Joseph Losey） 197
ローゼンベルグ（Jacques J. Rozenberg） 10-14
ロスタン（J. Rostand） 207
ロックウッド（Michael Lock-wood） 241

ボーア（Niels Bohr） 53
ボルティモア（D. Baltimore） 113, 185
ポパー（Karl Popper） 156
ポワ（R.A.Poix） 237
ポワンカレ（Henri Poincare） 261
ポンタリス（J.B.Pontalis） 215

マ行

マクリントック（Barbara Mc Clintock） 193
マテイ（Jean-Francois Mattei） 247
マトゥラーナ（H.R.Maturana） 29, 91
マニャール（P. Magnard）51
マリス（Kary Mullis） 113
マレン（P.E.Mullen） 151
ミサ（J.N.Missa） 120
ミスライ（Robert Misrahi） 57
ミュラー＝ヒル（Benno Muler-Hill） 239
ミラー（Miller） 189
ミロン（T. Millon） 151
ムーア（G.E.Moore） 47
メチニコフ（Illia Ilitch Metchnikov） 74
メルロ‐ポンティ（Maurice Merleau-Ponty） 18, 22, 28, 31, 90, 126-128, 139, 246, 258, 260
メレール（J. Mehler） 101
メンデル 194
モノー（Jacques Monod） 184-187, 196, 208
モリス（Charles Morris） 172, 196
モレル（F. Morrell） 193
モンターニ（C. Montani） 117-118
モンタニエ（Luc Montagnier） 205

ヤ行

ヤコブソン（Roman Jakobson） 185, 191
ヤスパース（Karl Jaspers） 143, 150, 155-156
ユクスキュル（Jakob von Uexkull） 12
ヨナス（Hans Jonas） 10, 18

ラ行

ライプニッツ 30, 31, 50
ラウシュニング（Hermann Rauschning） 237

238
ピアジェ（Jean Piaget） 97
フェディダ（Pierre Fedida） 148, 157
フェレスダル（Dagfinnj Follesdal） 141
フォルシャイド（D.Folscheid） 243
フォレスター（J. Forrester） 172
フォン・ノイマン（Joham von Neumann） 95
フォン・ベーア（Karl Ernst von Baer） 75, 79-80
フッサール（Edmund Husserl） 138, 141-143
フラナガン（O.J.Flanagan） 48
フランク（E. Franck） 49
フリーマン（Freeman） 126
フレーゲ（Frege） 138
フロイト 140
フロイト 26-27, 143-146, 148, 150-152, 154-155, 168-176, 215, 230-232
ブラウン（N.O.Brown） 153
ブリセ（Charles Brisset） 153
ブルックス（Brooks） 126
ブレッシュ（J.D.Bleich） 245
プロクター（R. Proctor） 239
ヘーゲル 20, 24, 49, 70-77, 79-81, 152, 184, 186-187, 192, 203-204, 207-209, 228-232, 260
ヘールスタディウス 100
ヘッブ（Donald Olding Hebb） 91
ヘムズリー（D.R.Hemsley） 151
ベセドヴスキー（Besedovswky） 214
ベルクソン（Henri Bergson） 118
ベルケーズ（G. Berquez） 214
ベルジュレ（J. Bergeret） 151
ベルナール（Claude Bernard） 72
ベルナール（Paul Bernard） 153
ペリオニス（A.J.Pellionisz） 124, 126
ホッヘ（Alfred Hoche） 238
ホフスタッター（Douglas R. Hofstadter） 24, 56, 190-191, 193-194, 196
ホフマン（Geoffrey Hoffmann） 205-206
ホブソン（A. Hobson） 28

74
ダーウィン　123, 237
ダゴニェ（Francois Dagognet） 120, 202
ダンシャン（Antoine Danchin） 56, 101
チャーチランド（Patricia S. Churchland） 28, 120-127
チョムスキー（N. Chomsky） 96, 189
テーラー（D. Taylor） 151
テマン（H. Themin） 113
テミン（Temin） 185
ディアヌー（L.Dianoux） 241
ディルタイ（Dilthey） 143
デイヴィドソン（Donald Davidson） 146-147, 174
デカルト　19, 149, 184-185, 187, 196
デトゥシュ・フェヴリエ（P.Detouches Fevrier） 54
デューリング（K.Eugen Duhring） 238
デュポン（J.L.Dupond） 117
トッド（Todd） 73
トム（Rene Thom） 96
トリコ（J.Tricot） 146
トリバース（R. Trivers） 46
トレヴィラーヌス（Gottfried Reinhold Treviranus） 71
ドーキンス（R. Dawkins） 215
ドゥジュール（Christophe Dejours） 21
ドリーシュ（Hans Driesch） 12, 100

ナ行

ニコルス（Robert Nicholls） 194
ネーゲル（Thomas Nagel） 120, 124

ハ行

ハイデガー　140, 143-144, 236
ハバーマス（Habermas） 144
ハミルトン（W. Hamilton） 46
ハンフリー（N.K.Humphrey） 215
バーヒレル（Yehoshua Bar-Hillel） 176, 193
パート（Candace Pert） 213
パオ（Pao） 140
パストゥール　200, 202
パンダー（Pander） 79
ヒトラー　12, 237
ビンディング（Karl Binding）

Kielmeyer） 73
キオン（T.A.Kion） 206
キャノン（Cannon） 193
キュヴィエ 70
キルシュ（Marc Kirsch） 45
ギルバート（W. Gilbert） 186
クラヴェール（Clavert） 78
クリントン（Bill Clinton） 236
クワイン（Quine） 194
グッドウィン（Brian C. Goodwin） 29, 93, 96, 99, 101
グリュンバウム（A. Grunbaum） 156
グロ（Francois Gros） 42
グロス（P.R.Gros） 98
ゲーデル（K. Godel） 54, 56
コーエン（M.H.Cohen） 99, 101
コペルニクス 123
コモナー（B. Commoner） 185
ゴルトン（Francis Galton） 238

サ行

サック（Thach） 126
シェーファー（Roy Schafer） 147, 157
シェシック（R.D.Chessik） 140
シェリング（Schelling） 49, 73
シモンドン（G. Simondon） 207
シャンジュー（Jean-Pierre Changeux） 43, 44, 95, 101, 119
シュール（R.A.H.Schur） 48
シュペーマン（H. Spemann） 94
シュレーバー（D.P.Schreber） 175, 237
ジバール（A. Gibbard） 46
ジャコブ（Francois Jacob） 188
スカルダ（C.A.Skarda） 125-126
スタンリー（Stanley） 207
スティッチ（S.P.Stich） 123
スパランツァーニ（Lazzaro Spallanzani） 74
スピーゲルマン（Spiegelman） 186
スペンサー（Spencer） 47
スペンス（D.P.Spence） 158
セーヴ（L. Seve） 213
ソーンヒル（N.W.Thornhill） 46
ソルキン（Sorkin） 214

タ行

タルシャノフ（I. Tarchanov）

人名索引

ア行

アトラン（Henri Atlan） 188, 235
アリストテレス 12, 13, 19, 20, 48-51, 53, 59, 119
アルツハイマー（Alzheimer） 113
アンセル（Ancel） 78
アンベール（M. Imbert） 92
イーグル（M. Eagle） 56, 156
ヴァスール（Philippe Vasseur） 261
ヴァレラ（Francisco J. Varela） 7, 14, 25
ヴァンサン（Jean-Didier Vincent） 231
ウィトゲンシュタイン 145
ウィルヘルム二世 12
ヴィドロシェ（Daniel Widlocher） 145, 148, 171
ヴィンテンベルガー（Vintemberger） 78
ヴェルトハイマー（Max Wertheimer） 12
ウォルフ（E. Wolff） 78
ウルパート（Louis Wolpert） 99
ドゥ・ヴァール（Frans de Waal） 46
エー（Henri Ey） 153
エーデルマン（G.M.Edelman） 119
エールリッヒ（Paul Ehrlich） 206, 210
オースティン（John Langshaw Austin） 24, 172-173, 191
オイラー（Leonhard Euler） 210-211

カ行

カプラ（Fritjof Capra） 212
カルナップ（Rudolf Carnap） 52
カレン・アン・クインラン（Karen Ann Quinlan） 242-244
カンギレム（Georges Canguilhem） 27, 50, 154
カンデル（Eric R. Kandel） 102
カント 18, 21, 42, 49
ガリレイ 187
キールマイヤー（Carl Friedrich

訳者略歴

平成5年（1993）早稲田大学・第二文学部・西洋文化専修卒業
平成11年（1999）リヨン・リュミエールII大学にてDEA取得。
平成12年（2000）中央大学大学院文学研究科・仏文学専攻・博士後期課程満期修了
中央大学非常勤講師を経て、
現在、トゥールーズ・ル・ミラーユ大学応用言語学部・日本語学科非常勤講師

生命倫理学

著者　ジャック・J・ローゼンベルグ（Jacques J. Rozenberg）
訳者　**小幡谷友二**
平成十三年一月一七日　初版発行
発行者　井田洋二
発行所　株式会社　**駿河台出版社**
101-0062　東京都千代田区神田駿河台三丁目七番地
電話〇三（三二九一）一六七六　振替〇〇一九〇—三—五六六六九番
ISBN4-411-02202-8 C0095 ¥2500E